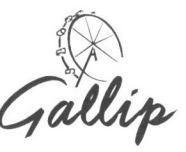

LUCA BISCHONI

ALS MAN MIR DEN STECKER ZOG

SCHULE. STUDIUM. ABSTURZ.
Mein Weg aus der Depression

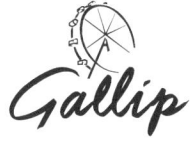

Bibliografische Information der Deutschen Nationalbibliothek

Die Deutsche Nationalbibliothek verzeichnet diese Publikation
in der Deutschen Nationalbibliografie; detaillierte bibliografische
Daten sind im Internet über http://dnb.dnb.de abrufbar.

© 2022 Gallip Verlag & Media, Aachen
Satz und Layout: Timo Hirschfeld, Düsseldorf
Umschlagsgestaltung: Timo Hirschfeld, Düsseldorf
Lektorat: Daniela Hillers, Aachen
Korrektorat: Maximilian Lemli, München
Druck: Bookpress.eu, Polen
ISBN: 9783982482408

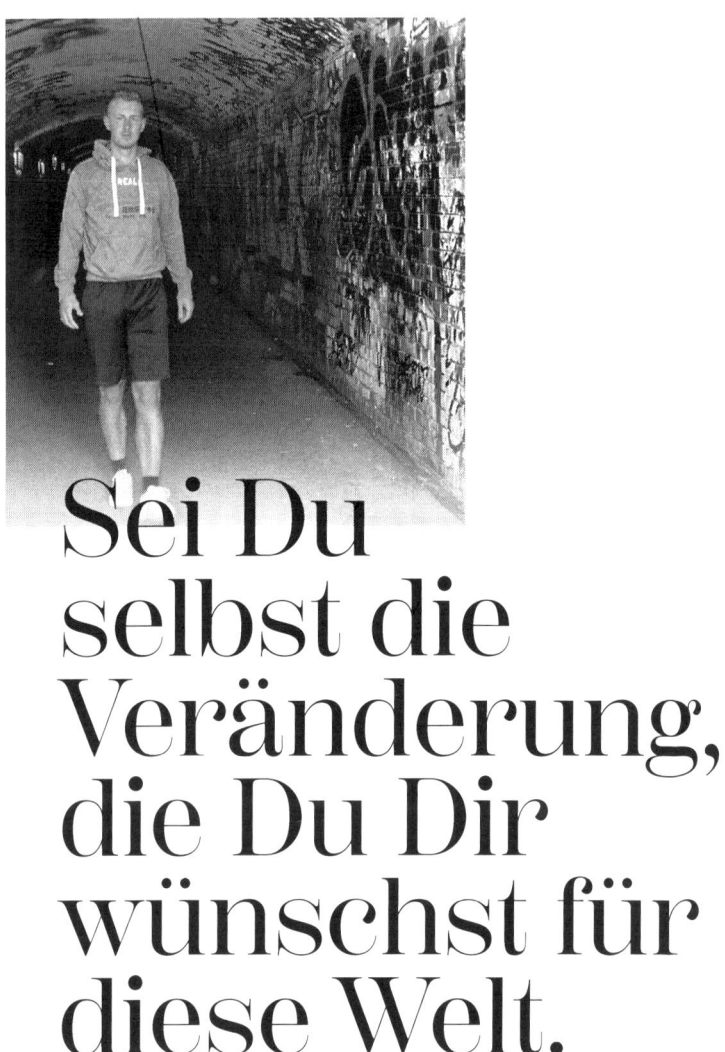

Sei Du selbst die Veränderung, die Du Dir wünschst für diese Welt.

Mahatma Gandhi

Über den Autor

Luca Bischoni, geboren 2000 in der Nähe von Aachen, studierte als Hochbegabter und Hochsensibler mit Aussicht auf Stipendien in überdurchschnittlicher Geschwindigkeit an der RWTH Aachen Wirtschaftsingenieurwesen mit Fachrichtung Maschinenbau, bis sich sein Perfektionismus in Form von Depressionen als Schrei seiner Seele zeigte.

Als Dorfkind, das von Depressionen überrollt wurde, teilt er seine Erfahrungen in Vorträgen und als studentischer Mitarbeiter der RWTH Aachen, um anderen zu helfen. Eindringlich schildert der Autor dabei, wie auch sehr lebensfrohe Menschen in die Falle ihrer Psyche geraten können.

„Ich möchte mit meinem ersten eigenen Buch über das Thema Depression aufklären und möchte zeigen, dass es möglich ist, an einer schweren Krise zu wachsen, egal wie sehr man denkt, dass man daran zerbricht. Das oben genannte Zitat spiegelt, wie jeder von uns Veränderungsprozesse beginnen kann. Je mehr Menschen nach dieser Grundlage leben, desto eher können wir es schaffen, die Herausforderungen unserer Generation zu meistern und den Umgang mit psychischen Erkrankungen für die Gesellschaft offener zu gestalten."

Es gibt Wunden, die unsichtbar sind und schmerzvoller und tiefer als alles, was ein Verband heilen würde.

Dieses Buch ist für dich, wenn Du vielleicht heute noch nicht deinen Weg gefunden hast und deine Seele noch nach Heimkehr sucht.

Und mit Du spreche ich jeden an. Alle Geschlechter und jeden Menschen. Im Sinne der Lesbarkeit habe ich auf das Gendern verzichtet, aber ich spreche selbstverständlich JEDE und JEDEN mit meinem Buch an.

Die Hoffnung ist der Regenbogen über dem herab- stürzenden Bach des Lebens

Friedrich Nietzsche

Ein Kind muss spüren, dass es so wie es ist richtig ist.

Dass es um seiner selbst willen und bedingungs-los geliebt wird. Das ist die wichtigste Erfahrung, die jedes Kind braucht.

Gerald Hüther

Die Würde des Menschen ist unantastbar, sagt unser Grundgesetz. Vermutlich werden die meisten von uns diesem Ausspruch beipflichten und niemand wird daran zweifeln, dass diese Maxime auch eingehalten wird. Doch stimmt das? Unsere Gesellschaft entwickelt Narrative und Gewohnheiten, die uns als normal erscheinen – häufig sind Abläufe und Umgangsformen versteckt hinter der guten Grundannahme jedoch schädlich für unsere Seelen. Konterkarrieren wir unsere eigene Gesundheit, ist auch die Würde unserer Seele in ihrem Urverständnis angekratzt.

Jetzt atmen Sie alle bitte tief durch, denn so manche Wahrheit ist unbequem und schmerzhaft. Wägen wir uns aus Bequemlichkeit in Sicherheit und reden uns ein, dass schon irgendwie alles läuft, bringt dies keine erstarkten Seelen für ein stabiles Morgen der Gesellschaft hervor. Krank werden wir nicht, weil uns Dinge von außen überkommen, die uns krank machen. Es wird uns nichts übergestülpt und zack sind wir geschwächt. Zu Erkrankten werden wir, wenn wir Mechanismen nicht verstehen. Wenn wir das, was uns krank macht, für etwas halten, was uns als Glück vorgegaukelt wird. Wir haben als normalen Zustand gelernt, wie wir acht- und lieblos zu uns selbst durch diese Welt gehen. Normal scheint es, dass wir auf der Suche nach Anerkennung, Liebe und Zuspruch von außen sind. Der Optimierungswahn drängt bereits unsere Kinder dazu, fernab ihrer wirklichen Begabungen und persönlichen Interessen in ein Schulsystem gepresst zu funktionieren. Während ich den letzten Satz schreibe, vertippe ich mich und mache aus Schul-system ein Schuld-system – auch das ist Teil der Lieblosigkeit uns und unseren Kindern gegenüber.

Während die Medienflut zur Verrohung der Gedanken und zur Konzentrationsschwäche führt, haben wir verlernt, uns den wahren Prozessen der Veränderung zu stellen und dabei auch Mut zur Veränderung zu entwickeln, den es zum Wachstum nun mal braucht.

Neu ist, dass sich immer mehr Menschen mit dem Thema Angst beschäftigen. Die Gesellschaft der Zukunft steht vor immer neuen Herausforderungen – dies war zu jeder Zeit der Fall, und dennoch scheint das Bewusstsein aktuell vor dem Hintergrund der Entwicklung der letzten zwei Jahre geschärft. Als Neurobiologe bin ich im Vorstand der Akademie für Potentialentfaltung tätig. Ich blicke darauf, was unsere Gehirne prägt. Was schwächt uns und was lässt uns zu starken Persönlichkeiten heranwachsen?

Mehr als Gefahren von außen ist in den letzten zwei Jahren die Angst das eigentliche Problem in der Pandemie geworden. So haben frühe Erfahrungen einen starken Einfluss auf die Hirnentwicklung. Auswirkungen von Angst und Stress sind von hoher Bedeutung, ebenso wie emotionale Reaktionen. Bei der Betrachtung des jungen Autors dieses Buches musste ich an eine meiner Publikation denken: „Wege aus der Angst: Über die Kunst, die Unvorhersehbarkeit des Lebens anzunehmen". Sicherlich ist dies auch eine riesige Aufgabe von Herrn Bischoni, sich immer wieder ans Leben zu wagen. Eine für die Seele heikle Angelegenheit, nachdem sie Depression und emotionalen Kollaps erfahren hat. Ein gebranntes Kind scheut das Feuer, sagt man. Eine erkrankte Seele hat ebenso Schutz- und Abwehrmechanismen trainiert, um sich vor seelischem Leid zu schützen. Zumindest denkt sie dies und zieht sich aus dem aktiven Prozess der Entfaltung zurück, um keine neuen und alten Traumata zu durchleben – ein Trugschluss. Ein Teufelskreis, denn diese Abschottung kommt gleichzeitig auch einer Lieblosigkeit sich selbst gegenüber gleich. Ich selbst verstehe mich als eine Art „Brückenbauer" zwischen wissenschaftlichen Erkenntnissen und gesellschaftlicher bzw. individueller Lebenspraxis. Meiner Erkenntnis nach gibt es zwei Schlüsselbegriffe, die im 21. Jahrhundert alles beherrschen werden: Selbstorganisation und Potenzialentfaltung. Doch wie soll das möglich sein angesichts einer Gesellschaft, in der Menschen durch Schule, Universität und Zielvorgaben zu Objekten gemacht werden? Wie schützen wir unsere Kinder dabei wirklich vor emotionalen Zusammenbrüchen? Und gibt es überhaupt einen Schutz? Fest steht, die Nachwuchsarbeit muss im Kindergarten anfangen, denn kleine Kinder interessieren sich für alles. Bei Fachkräften zum Beispiel zeigt sich, dass Kinder erst später die Lust an der Technik verlieren – vor allem Mädchen. Fachkräftesuche sollte daher im Kindergarten starten, ebenso wie die Prägung mentaler Gesundheit. Ist dies dann wieder ein erneuter Leistungsdruck, der uns krank zu machen vermag?

Wir Menschen sind soziale Wesen, und dem Irrglauben nach leben wir dennoch als Einzelkämpfer. Rechnen wir zusammen, was wir nicht von Anderen erhalten, gelernt oder übernommen haben, bleibt unterm Strich nicht mehr viel übrig. Günstige und ungünstige Erfahrungen formen uns – im Hirn wird dadurch das emotionale und das kognitive Netzwerk aktiviert. Verankert wird daraus eine Meta-Erfahrung, die sich in unserer inneren Haltung manifestiert. Sie bestimmt darüber, welche Entscheidungen wir treffen. Das wird Ihnen allen einleuchten, wenn Sie dieses Buch in den Händen halten. Weniger klar wird jedoch vermutlich sein, dass die innere Haltung nicht von außen verändert werden kann – nicht durch Belohnung, nicht durch Bestrafung. Wir alle können eine Erfahrung nur überschreiben. Wollen wir uns selbst, unsere Kinder und Mitarbeiter dazu einladen, eine neue Erfahrung zu machen, müssen wir dafür sorgen, dass die Lust darauf entsteht. Einzig und allein der Glaube daran, dass Veränderung geht und keine Bedrohung ist, kann Veränderung erzeugen, und dafür muss ich als Vorbild selbst daran glauben.

Wollen wir jemanden inspirieren, müssen wir selbst inspiriert und inspirierend sein.

Eine Ressource habe ich dann, wenn ich aus dem Potenzial eine bestimmte Fähigkeit herausgebildet habe. Das Potenzial hingegen ist eine Möglichkeit, die sich entfalten könnte. Die primäre Intention eines Menschen ist es, dass er sich als Subjekt in dieser Welt erlebt, das zwei Bedürfnisse hat: das nach Verbundenheit und das nach Autonomie. Wenn man bereits eines davon verletzt, ist das die extremste Störung des inneren Systems, die es gibt. Das Hirn benutzt, um eine Beziehungsstörung zu signalisieren, dieselben Netzwerke, die es auch als Signal für körperliche Schmerzen aktiviert. Wenn man einen anderen Menschen also in seiner Subjekthaftigkeit nicht ernst nimmt, sondern zum Objekt von Zielvorgaben und Maßnahmen macht, werden beide Grundbedürfnisse gleichzeitig verletzt.

Diese schwere Verletzung haben wir alle im Alter als Heranwachsende durch: wenn Kinder zu Objekten von Erziehung, Unterricht und Maßnahmen gemacht werden. In diesem Moment stoppt die weitere Entfaltung unserer Potenziale und die fokussierte Suche nach Lösungen rückt aufs Programm. Und was bedeutet die Lösung an dieser Stelle? Andere werden ebenfalls zum Objekt gemacht und ein liebloser Umgang mit sich selbst entsteht. Zum einen gibt es dabei jene Seite, die Andere beginnen als blöd zu bezeichnen und die beim Heranwachsen Andere zunehmend für ihre Zwecke einspannt. Und wer hat das am besten kultiviert? Unsere Führungskräfte in Wirtschaft und Politik zum Beispiel. Andere für sich einzuspannen und sie zu manipulieren, wäre für diese Personen niemals nötig geworden, wenn sie erfahren hätten, per se wie jeder Mensch auf dieser Erde bedeutsam zu sein. Dazuzugehören. Und dann gibt es noch diejenigen, die sich selbst zum Objekt machen. Sie fühlen sich nicht schön, nicht liebenswert genug, leiden meist unter psychosomatischen Problemen und zerreißen sich dabei, den Erwartungen anderer gerecht werden zu wollen.

Verloren geht die Individualität in dem als lobenswert anerkannten Bestreben, optimal funktionieren zu wollen. Ein regelrechtes Drama vor dem Hintergrund, dass wir nun mal alle verschieden sind. Vor etwa 10.000 Jahren wurden Menschen sesshaft. Dabei wurden sie in der Zahl mehr und haben auch begonnen, Eigentum anzuhäufen. Als Folge kam es zur Herausbildung einer strukturierenden Organisationsform: die Hierarchie, die uns heute noch prägt. Täglich spürbar ist, dass sich die „Unteren" als Nebeneffekt der Ordnung anstrengen, um belohnt zu werden. Der Aufstieg ist möglich, wenn wir etwas leisten und erfinden, was diese hyperkomplexe Welt benötigt. Wir sind digitalisiert, globalisiert und völlig vernetzt. Alles ist miteinander verbunden und voneinander abhängig, doch für diese komplexe Welt ist die hierarchische Ordnung nicht mehr geeignet. Wie aber kann eine Lösung aussehen, die gesunde Menschen hervorbringt? Ein genaues Szenario würde an dieser Stelle natürlich den Rahmen sprengen – ganze Bände ließen sich damit füllen. Kurz gesagt müsste ein innerer Kompass unser Wegweiser sein, um uns in der Welt zurechtzufinden. Ein guter Start ist sicherlich, die persönliche Würde zu bewahren. Wenn wir beginnen, andere nicht mehr zum Objekt zu machen, das eine Erwartung zu erfüllen oder eine Summe X an Dingen zu leisten hat, ist schon viel gewonnen. Dann brauchen junge Menschen auch keine Bücher zu verfassen, um die Folgen von Depressionen zu verarbeiten.

Jemand, der anderen Menschen als Subjekt begegnet, ermöglicht deren Entfaltung.
Liebe ist das unbedingte Interesse am Wachstum des Anderen. Wir sind in dieser Gesellschaft an einem Punkt angekommen, an dem es nicht mehr reicht, irgendetwas zu reformieren. Weder die gegenwärtigen Zustände an unseren Schulen noch die im

Gesundheitswesen und erst recht nicht die in der Politik und in der Wirtschaft lassen sich grundlegend verändern, wenn sich nicht die Art des Miteinanders in unserer gesamten Gesellschaft ändert. Die Erfahrungen der letzten beiden Jahre zeigen, dass einige Schüler sich mit Leidenschaft richtig in Themen verbissen haben. Das ist dann ein Wissen, das auch hängenbleibt – das ist das Ergebnis der bei allen Schülern angelegten, aber nur bei wenigen noch nicht unterdrückten Freude am Lernen. Es macht keinen Sinn, die Schulen zu digitalen Zentren aufzurüsten und dann im Unterricht digitale Geräte einzusetzen, um Lerninhalte zu vermitteln. Unser Ziel sollte es sein, Herausforderungen zu bieten, an denen Kinder und Jugendliche wirklich wachsen können. Im Kern geht es darum, dass ein junger Mensch in die Lage versetzt wird, sein Leben selbstverantwortlich und selbstständig zu meistern. Wenn sie ins Leben hinausgehen, sollten sie zum Beispiel die Folgen ihrer Handlungen abschätzen, für sich selbst Verantwortung übernehmen, mit anderen gemeinsam Probleme lösen können – auch mit schwierigen Situationen umgehen können. Das kann niemand unterrichten. Bildung für ein gelingendes Leben kann nur im realen Leben erworben werden. Mit unseren Lehrplänen, Verordnungen und Standarisierungen verhindern wir die Erfahrungen, die Heranwachsende machen müssten, um diese Metakompetenzen herauszubilden. Bereits unsere Kleinsten verlieren ihre Fähigkeit, spielerisch auszuprobieren, wie etwas geht und sich auf diese Weise Wissen und Können anzueignen. Für wichtige Lernerfahrungen, wie sie beispielsweise bei der Feuerwehr, im Sportverein oder in der Natur gemacht werden könnten, bleibt kaum noch Zeit. Am Ende haben wir dann mehr oder weniger gut ausgebildete junge Erwachsene, aber viele von ihnen sind regelrecht lebensuntüchtig.

Viel zu viele Erwachsene glauben noch immer, zum Lernen müsse man gezwungen werden – genauso wie sie selbst ja nur arbeiten, weil sie Geld verdienen müssen. Diese negative Konnotation des Tätigseins und damit auch Lernens ist fest in ihren Gehirnen verankert. Deshalb sollten wir endlich dafür sorgen, dass die Freude am eigenen Entdecken und Gestalten, in einer Gemeinschaft mit anderen, bei keinem Kind, und erst recht nicht in der Schule verlorengeht. Zentral ist nicht die Frage nach dem Erfolg, sondern nach dem Gelingen. Ein selbstbestimmtes, selbstverantwortlich geführtes Leben zu ermöglichen, sollte das zentrale Anliegen aller Bildungsbemühungen sein. Nicht irgendwann, sondern jetzt.

Wir wollten mit Hilfe unseres Verstandes alle Probleme der Welt lösen. Und die wissenschaftlich-technischen Errungenschaften, die durch den Einsatz des nackten Verstandes in diesem Zeitraum hervorgebracht wurden, haben unsere gegenwärtige Welt auf beeindruckende Art geprägt. Die Versuchung, die kognitiven Fähigkeiten des Menschen in den Mittelpunkt unseres eigenen Selbstverständnisses zu stellen, lag deshalb sehr nah. Angesichts wachsender Probleme auf der Welt wird ersichtlich, dass wir heute mit Hilfe unseres nackten Verstandes nicht nur viele Probleme lösen, sondern auch sehr viele, bisher nicht dagewesene Probleme, kreieren. Anstatt uns immer stärker mit allem Lebendigen zu verbinden, hat uns der Einsatz unserer kognitiven Fähigkeiten immer stärker von allem Lebendigen getrennt. Als Folge haben wir unser Denken abgespalten von unserem inneren Empfinden und der Selbstliebe. Wir fliegen auf den Mond und schauen unberührt und tatenlos zu, wie jeden Tag unvorstellbar viele Menschen verhungern, immer mehr Arten aussterben, Kriege angezettelt, Urwälder und Landschaften zerstört werden – das alles und noch viele andere lebensbedrohliche Entwicklungen verdanken wir dem Einsatz der kognitiven Fähigkeiten von Menschen. Zum Glück ist unser Gehirn zeitlebens in der Lage, die bis dahin herausgeformten, das Denken, Fühlen und Handeln bestimmenden Nervenzellverschaltungen umzubauen und an neue Erfordernisse anzupassen. Wir können umdenken und uns verwandeln, wenn wir es tatsächlich wollen und uns darauf einlassen. Unser Verstand ermöglicht es uns, Vorstellungen davon herauszubilden, wie etwas gemacht werden muss, damit es zu dem gewünschten Ergebnis führt. Aber er versagt kläglich, wenn es darum geht, unsere lebendigen Bedürfnisse zu stillen, er weiß nicht und sagt uns auch nicht, worauf es im Leben ankommt. Er hat keine Ahnung von unseren wahrhaftigen Bedürfnissen. Er lässt sich sogar gut nutzen, um diese lebendigen Bedürfnisse zu unterdrücken.

Wir müssten uns also wieder mit unserer eigenen Lebendigkeit verbinden, mit unserer Entdeckerfreude und unbändigen Gestaltungslust, mit unserer Sinnlichkeit und den Körperempfindungen, ebenso mit unserem Bedürfnis nach Zugehörigkeit und Geborgenheit im Zusammenleben mit anderen. Dann finden wir wieder, was wir ja alle bereits mit auf die Welt gebracht haben und zumindest eine Zeitlang erlebt hatten, als wir noch kleine Kinder waren. Niemand von uns wusste damals, wie schnell die eigene Lebendigkeit verlorengeht wenn wir den Vorstellungen unserer Eltern, Erzieher und Lehrer und all der anderen Menschen folgen, an denen wir uns orientiert haben. Wollen wir, dass unsere Kinder weiterhin zu Objekten von Belehrungen, Erwartungen und Bewertungen gemacht werden, damit sie möglichst genauso gut funktionieren wie die Maschinen, die wir bedienen?

Um glücklich zu sein, muss ein Kind spüren, dass es um seiner selbst willen geliebt wird. Es muss spüren, dass es so, wie es ist, wertvoll ist. Das ist die wichtigste Erfahrung, die jedes Kind braucht. Und es gibt nur sehr wenige Kinder, die um ihrer selbst willen geliebt werden.
Kinder sind ja anfangs noch bereit, so ziemlich alles zu tun, um von den Eltern geliebt zu werden. Die meisten strengen sich an und bemühen sich, so zu werden, wie das die ihnen wichtigen Bezugspersonen von ihnen erwarten. Dann werden sie ange-

nommen, gelobt und wertgeschätzt und dürfen dazugehören. So entstehen regelrechte Anpassungskünstler, die sich ein ganzes Leben lang bemühen, die Erwartungen anderer zu erfüllen und deren Anerkennung zu erlangen.

Aber wer sich ständig anstrengt, um etwas Unerreichbares zu erreichen, wird irgendwann krank. Immer mehr Menschen leiden an seelischen und körperlichen Erkrankungen, die wir gern als Zivilisationskrankheiten bezeichnen. Was ist das für eine „Zivilisation", wenn sie uns krankmacht und unsere Fähigkeit zur Selbstheilung blockiert? Weshalb gehen wir so lieblos mit uns selbst und auch mit anderen um?

Vielleicht finden Sie einige Antworten darauf in diesem Buch.

Gerald Hüther

geboren 1951, zählt zu den bekanntesten Hirnforschern Deutschlands. Er forschte in Göttingen am Max-Planck-Institut im Bereich der experimentellen Medizin auf dem Gebiet der Hirnentwicklungsstörungen und habilitierte an der Medizinischen Fakultät der Universität Göttingen. Professor Hüther ist mehrfacher Bestsellerautor und seit 2016 Vorstand der Akademie für Potentialentfaltung.

Willkommen in der Welt der Scheiße, Liebes. Du bist angekommen.

Elton John

Hi, my name is Luca.
Und nein, ich lebe nicht im zweiten Stockwerk... Ich schreibe dieses Buch aus der bisher schwierigsten Lebenssituation heraus, mit der ich in meinem jungen Leben konfrontiert wurde. Ich war in der Hölle, im Nichts, in der Dunkelheit. Ich weiß nicht genau, wie ich es geschafft habe, an den dunkelsten Tagen immer wieder an mich zu glauben und heute noch in der Lage zu sein, diese Zeilen zu schreiben. Mehr als einmal war ich mir sicher, dass meine Depression mein Ende sein würde und es nun mal mein Schicksal sei, nicht glücklich sein zu dürfen. Heute weiß ich, dass das nicht wahr ist.

Die Depression hat mein ganzes Leben umgekrempelt.

Schon wieder einer zum Thema Depression? Ganz genau, denn die Welt braucht mehr Erfahrungsberichte für diejenigen, die endlich auch ein Leben fernab der Fremdbestimmung durch eine Krankheit leben wollen. Wenn ich dazu beitragen kann, dass Menschen sich befreien und auf dem Weg zur Heilung Beistand erfahren, habe ich vieles richtig gemacht!

Ich gebe zu, dass seelische Krankheiten aktuell viel besprochen werden. Dies führt auch zu Missverständnissen und nicht unbedingt dazu, dass mehr Klarheit vorherrscht. Ganz im Gegenteil: Die Gräben scheinen häufig tiefer! Selbst als Betroffener muss ich an vielen Tagen differenzieren, ob ich in die Falle der Depression laufe oder einfach nur mal schlecht drauf bin, denn auch Depressive haben das Recht dazu. Wir sind einfach mal grundlos mies gelaunt und haben die gleichen Problemchen des Lebens zu bearbeiten, zu denen sich an vielen Tagen dann auch noch dieses schwarze A.loch gesellt.

Lese ich heute von Depressionen, ist es ein inflationär gebrauchter Begriff, der die Gesellschaft durchseucht. Einerseits ist es der Aufklärung und dem Verständnis für diese mentale Geschwür dienlich, dass endlich über die nichtgreifbaren Leiden gesprochen wird. „Die Seele hat halt einen Schnupfen", wie der Buchtitel von Claudia Giemann die Depression kindgerecht verpackt. Es ist kein gebrochenes Bein, das in Gips gekleidet jedem ins Auge springt. Kein blauer Fleck auf der Haut, keine Narbe nach einer Operation. Die Hinterlassenschaften sind innen und gelten nicht selten als Spinnerei, da sie unsichtbar sind. Ebenso wie das Gute, das für das Auge unsichtbar ist, sehen auch nur aufmerksame und empfindsame Menschen die seelische Not anderer. Im Grund geht es ja nicht mal darum, dass jeder mein Leid und das der Millionen anderer direkt sehen muss. Es geht um die Akzeptanz, wenn jemand von seinem Leiden berichtet. Dieser Respekt, nicht mit ‚Das wird schon wieder!' und ‚Stelle Dich nicht so an!' zu begegnen. Der Verbreitung des Themas gegenüber steht die Tatsache, dass Depressionen auch zu einer Art Modekrankheit verkommen. Jeder, der mal gestresst ist, grenzt sofort daran, pathologisch nahezu am Ende zu sein, und wäre, wenn es um die Pharmaindustrie geht, ein Leben lang auf Psychopharmaka einzustellen. Gibt es denn nichts dazwischen? Warum ist es chic, jegliche Form von Unvermögen oder schlichtweg Stress mit dem Label der Depression zu versehen?

In meinem Fall ist so gut wie kein Stein auf dem anderen geblieben. Kein Label, kein Spleen, einfach ein Abgrund. Ich „durfte" mich mit meiner Vergangenheit auseinandersetzen, und jetzt bin ich für diese Erfahrung sogar an den meisten Tagen sehr dankbar. Meine persönliche Erfahrung ist, dass meine Depression eine gesunde Reaktion auf durchaus ungesunde Umstände war. Ich bin auch dankbar, dass ich gelernt habe, was WIRKLICH zählt. Geld ist es nicht, Status ist es nicht. Es sind Kleinigkeiten und wohlwollende Menschen in Deiner Nähe. Auch sind Gefühle wie Spaß und Liebe die Dinge, die dafür sorgen, dass ein Leben lebenswert ist. Diesen Blick habe ich zeitweise verloren und erst dank meiner Depression und der damit verbundenen Reflexion zurückgewinnen können.

Ich möchte hier um Gottes Willen keinen Lobgesang auf diese fiese und absolut scheußliche Krankheit verkünden, aber ich möchte DIR, lieber Leser, die Möglichkeit eröffnen, die Chance und Perspektive einer Depression zu sehen und daran zu wachsen.

Ich bin kein Fachmann und auch kein Psychologe (auch wenn ich zurzeit plane, Psychologie zu studieren), ich bin einfach nur Luca. Ein Junge vom Land, der sich auf seinem Weg ins Leben ein bisschen verlaufen hat.

Ich habe dieses Buch geschrieben, um MEINE Depression zu verarbeiten. Ganz wichtig ist mir, zu sagen, dass diese Krankheit unwahrscheinlich individuell ist. Was dem einen hilft, kann dem Anderen schaden. Deswegen bitte ich darum, auch dieses Buch so zu behandeln.

Es ist mein persönlicher Erfahrungsbericht.

Trotzdem hoffe ich, dass Du etwas lernen kannst. Ich wünsche mir, dass es da draußen Menschen gibt, die durch meine Ausführungen vielleicht in ihrer eigenen Finsternis ein Licht sehen und sich vielleicht nicht mehr so allein fühlen.

Außerdem habe ich Teile meiner Therapieerfahrung hier veröffentlicht, und ich hoffe, dass einige meiner antrainierten Skills und Fertigkeiten vielleicht dafür sorgen, dass Du eine Inspiration findest und vielleicht sogar einiges in deinen Alltag integrieren kannst.

Das Leben kann nur in der Schau nach rückwärts verstanden, aber nur in

der Schau nach vorwärts gelebt werden

Sören Kierkegaard

In diesem Sinne: Blicke nach vorne und glaube an Dich!
Ich habe es geschafft und ich glaube daran, dass auch Du Deinen
Weg gehen und finden kannst.

Ich möchte sichtbar machen, was sonst verborgen bliebe.

Tim Wedekind

Ich weiß noch ganz genau, wann der schwarze Hund mich anzukläffen begann und mein Leben von heute auf morgen ganz schön finster wurde. Abzusehen war die Entwicklung schon lange vor meinem „Zusammenbruch". Aber wer will schon so genau hinsehen, wenn er jung und beschwingt durchs Leben gehen mag? Das Tal zeigt sich in vielen Facetten und sieht oft gar nicht so bedrohlich aus, bis man dann mittendrin steht. Klingt seltsam, oder? Schwarze Flecken im Gemüt, Unwohlsein, hier mal niedergeschlagen und da mal nicht so fröhlich wie Andere. Muss das gleich eine Depression sein? Nein! Und dennoch deutet einiges darauf hin, dass es auch bei Kindern Zeichen für emotionale Verstimmungen gibt, die es zu beachten gilt.

Fakt ist, schon als Kind war ich meist anders als die Anderen.

Ich bin drei Jahre alt, sehe mich heute noch inmitten von Kindern herumstehen. Sie toben, grölen und lachen. Während die meisten um mich herum spielen und sich nicht so viele Gedanken machen, gehöre ich zur Kategorie Kopfmensch. Mein Gehirn pumpt unentwegt vernünftiges Zeug und ist darauf fokussiert, dass alles ordentlich ist. Geordnet, korrekt und angepasst. Zwar spiele ich mit und bin dabei, gleichzeitig bin ich von einem derart zarten Gemüt, dass ich Außenseiter bin. Ich beobachte die Welt wie durch eine Milchglasscheibe und bin isoliert. Nur sieht das niemand, da nach außen alles normal scheint.

Heute ist mir bewusst, dass ich meist als „Klugscheißer" galt und Probleme hatte, mich anzupassen. Wenig verwunderlich scheint die Begleitung meiner Einschulung durch eine Schulpsychologin mit folgendem Satz „Mit diesem Kind werden Sie noch viel Spaß haben."

BUMM. Das saß tief.

Vermutlich wusste auch meine Mutter zu dieser Zeit nicht viel damit anzufangen, und so ging ich mit dem Stempel des motorisch eher unterentwickelten Kindes in die erste Klasse der Grundschule. Ob dies nun richtig oder falsch war, sei mal dahingestellt. Trotzdem fiel mir der Schulstart nicht leicht. Für alle, die nun aufschreien: Natürlich muss dies nicht zwangsläufig zur Depression führen. Es ist jedoch ein Spiegel vieler kleiner unrunder Abläufe in unserer Gesellschaft, die uns alle auch krank machen können. Einschüchterungen oder die Missachtung von Persönlichkeitsmerkmalen sind nie trivial. An so vielen Ecken und Enden erlauben wir uns als Gemeinschaft standarisierte Prozesse und Erwartungshaltungen, sodass sich Individualität und Muster unserer Seele scheinbar auflösen. Alle funktionieren irgendwie und viele auch irgendwie gleich, weil das die Masse erwartet. Ist ja auch bequemer. Ist es aber auch gesünder? Im Rückblick kann ich natürlich nur vermuten, was die frühe Beachtung meiner Sensibilität und Kompetenzen bewirkt hätte. Und ja, vermutlich hätte es mir gutgetan, wenn mein Anderssein Raum gefunden hätte. Es dauert Jahre, bei vielen Jahrzehnte, bis deutlich wird, dass die Seele krank ist, und der Weg zur Erkrankung baut sich aus vielen verschiedenen Steinen zusammen. Über Schmerzen der Seele redet niemand gerne – davon abgesehen, dass Kinder dies auch nicht unbedingt können. Denn man sieht sich als anders = nicht gut an und zweifelt sich selbst an, nicht aber die Außenwelt. Sprung zurück: Mein Bruder, selbst noch Kindergartenkind, hilft mir oft bei meinen Matheaufgaben und ich habe Probleme, in die Gänge zu kommen. Die ersten Schuljahre vergehen wie ein Film. Plötzlich die vierte Klasse – eine nie gekannte Ich zeig's euch Allen noch-Mentalität beginnt in mir zu wachsen. Meine Noten verbessern sich laufend und auch meine Anerkennung innerhalb der Schulgemeinschaft wächst auf unerklärliche Art stetig, auch wenn die alten Probleme bestehen bleiben. Als scheinbar „normales" Kind spiele ich Fußball. Ein stolzer Torwart mit Potential und begeisterten Trainern, die mir alle mein Talent bestätigen. Was ist nun die Besonderheit? Ich stehe nur dann im Tor, wenn mein Papa direkt am Pfosten steht, und mich plagt ein derart schlechtes Gewissen, wenn ich einen Schuss reinlasse. Bis zu jenem Punkt, an dem ich eines Tages im Tor stehe und hemmungslos weine. Nun ja, eine kleine Macke, wie Kinder sie nun mal haben? Nein! Ein Zusammenbruch meiner kleinen Welt, da der Druck zu groß war. Nichts ging mehr.

Was als harmlose Anekdote meiner Kindheit daherkommt, ist tief in mir als Momentaufnahme in meinem Gedächtnis gespeichert. Als Steinchen im Mosaikbild meines Lebens – ein Sinnbild für mein Leben und Erleben. Schon damals hatte ich ein ausgeprägtes Schuldbewusstsein, machte mich für Probleme verantwortlich und setzte mich selbst ständig unter Druck. Auch verfüge ich mein Leben lang über feinere Antennen als die meisten meiner Mitmenschen, sodass ich in Situationen, wie oben beschrieben, oft mit Sätzen wie „Stell Dich nicht so an!" konfrontiert wurde. Doch wie will man eine Empfindung einfach abstellen? Habt ihr mal versucht, zu unterbinden, etwas zu riechen? Niemals käme jemand beim Zahnarzt auf die Idee, dem Anderen zu sagen, er solle doch mal den Schmerz kurz abstellen, wenn der Arzt zufällig die Betäubung bei der Wurzelbehandlung vergisst und die Nadel in den entzündeten Nerv dreht. Ich weiß nicht, ob es ein Phänomen vor allem Jungs gegenüber ist, dass man seine Gefühle doch bitte im Griff zu haben hat – nachvollziehen kann ich diese Ignoranz keinem Geschlecht gegenüber.

Solche Situationen habe ich über die Jahre immer wieder erlebt. Ständig kam ich mit meinem kindlichen Verständnis an meine Grenzen und trieb meine Eltern hin und wieder in die Ratlosigkeit.

Ich bin vier und gemeinsam mit meinem Vater auf dem Weg nach Spanien. Uns begleiten auf dem Weg dorthin für mein Alter unübliche Themen wie das Universum. Am Flughafen angekommen weigere ich mich, die Sicherheitskontrolle zu durchlaufen, und blicke meinen Papa mit großen Augen an: „Du, Papa, ich steig da nur ein, wenn das Flugzeug sauber ist, und im Flugzeug muss doch Staub gesaugt werden. Aber ich habe noch nie eine Steckdose im Flugzeug gesehen. Da steigen wir bestimmt nicht ein, oder?"

Er lächelt zunächst und entgegnet: „Luca, die stecken den Staubsauger nicht im Flugzeug ein, sondern am Boden und saugen dann alles sauber. Wenn wir einsteigen, ist alles blitzeblank, das verspreche ich dir!"

„Nein, Papa, das geht nicht... so lang sind die Kabel vom Staubsauger doch gar nicht", will ich ihn belehren und steige widerwillig ins Flugzeug ein. Den ganzen Flug lang suche ich nach Steckdosen und Staub, da ich mir nach wie vor nicht erklären kann, dass hier gesaugt würde.

Mein Vater wusste irgendwann auch nicht mehr weiter und ich blieb mit meiner Ratlosigkeit allein. Diese abstrakten Gedankenstrukturen begleiten mich bis heute und werden es wohl auch für immer tun. Man kann es ein bisschen damit vergleichen, dass man einem Kind ein scharfes Messer gibt. Es kann lernen, damit umzugehen und es zu nutzen, aber es kann sich auch fies daran schneiden. Dasselbe gilt für abstraktes Denkvermögen oder Intelligenz. Es ist Fluch und Segen, denn schon im Kindesalter bleiben viele Fragen unbeantwortet und man gewöhnt sich in gewisser Art und Weise an Enttäuschung und daran, dass man als eine Art „Alien" durch die Welt geht. Eine tiefe Sehnsucht war es mein Leben lang, zu spüren, ohne von allen Sinneseindrücken übermannt zu sein. Ich wollte Teil haben und gleichzeitig auf gar keinen Fall wie die Anderen sein. Abgrenzung, Dazugehören, klüger sein – sensorisch war ich eh anders. Aber wohin mit all den Gefühlen und dem Chaos, wenn die Außenwelt einen nicht versteht?

Wie soll sich ein Kind mitteilen, wenn es selbst noch nicht begreift, was los ist? Wie soll ich mich im Alter von sechs Jahren artikulieren? Weder Verstand noch Worte geben logischerweise her, welches Programm sich innen abspielt. Lediglich die Seele spürt es. Dieses Anderssein. Sensibel sein. Dazugehören wollen und sich gleichzeitig von Herzen gerne von der Welt isolieren. Ein harter Brocken. Auch erinnere ich mich gut daran, dass ich bis zu meiner Jugend mit meinem Bruder in einem Bett schlief. Wir waren von Kindheitstagen an immer ein unzertrennliches Gespann und liebten uns heiß und innig. Erst als ich meine Freundin kennenlernte, verschwand Enrico aus meinem Schlafzimmer und eine andere Person „gesellte" sich zu mir. Von Kindesbeinen an war das Alleinsein also nicht gerade eine meiner größten Stärken, obwohl ich gleichzeitig die Gesellschaft anderer als immens schwierig empfand.

Trotzdem war aber bei Weitem nicht alles negativ, als ich ein Kind war. Ich war in bestimmten Dingen wahnsinnig talentiert. Schon im Grundschulalter kannte ich mich mit Grundlagen der Physik sowie verschiedenen Facetten der Antike aus. Ich scheiterte allerdings regelmäßig an den vermeintlich einfachen Herausforderungen im Leben. Doch durch meine Intelligenz und auch durch meine gute Erziehung war ich stets ein „nettes Kerlchen" und dachte über die Welt nach. Auch wenn ich meinen

Eltern mit meinen abstrakten Fragen hier und da mal den Kopf zerbrach, so war ich schon immer sehr interessiert und schnell für komplexe Fragestellungen zu begeistern.

Perfekt sein zu wollen ist genauso unsinnig, wie Wasser ins Meer zu tragen.

Andreas Holleman

Mein Leben lang ist da dieses Streben in mir, gut zu sein. Nein, perfekt: Ein perfekter Sohn, ein perfekter Schüler, Student... Der Wechsel zum Gymnasium war da keine Ausnahme in meinem inneren System. Den Grundschulabschluss meisterte ich mit guten Noten und relativ problemlos. Und dann der Sprung ins Unbekannte. Die schwere Zeit sollte ihren Lauf nehmen.

Ein Wechsel ist für uns Menschen nie leicht, denn im Bekannten suchen wir unser Vertrauen und unsere innere Ruhe. Dies basiert auf den jahrtausendealten Ausprägungen unseres Gehirns, dass Neues Gefahren bringen könnte, sodass wir automatisch eine Schutzfunktion einnehmen. Bei Depressionen ist es also eine abenteuerliche Mischung aus Gefühlen: Unser Gehirn braucht im Grunde Neues, um endlich aus der alten Kacke zu kommen, scheut aber das Neue, da wir nicht wissen, was kommt. Und wenn dann noch das Verharren im alten Denken jenen Zustand der Depression und Niedergeschlagenheit bedeutet, ist die Mischung mal richtig für die Tonne, um es charmant zu formulieren.

Als der Schulwechsel, neue Leute und ein neues Umfeld anstanden, war das prinzipiell noch kein riesiges Thema für mich, jedoch habe ich Veränderungen schon damals mit Vorsicht genossen und bis heute fallen mir Wechsel unheimlich schwer. So war es auch damals. Ich erinnere mich daran, dass fast keiner meiner alten Freunde mit zu meiner neuen Schule kam und ich mich somit relativ allein fühlte. Das „Anderssein" begleitete mich auch hier. Das merkte ich besonders daran, dass ich mal wieder ALLES ständig hinterfragte.

Ich konnte nicht einfach mal Kind sein und leben. Diese tiefe

Sehnsucht nach Leichtigkeit, ohne sich aufgrund des Alters bewusst sein zu können, wonach man sich überhaupt sehnt. Und steht man dann mal inmitten von Kindern und darf Kind sein, ist einem das zu trivial. Ich wollte es allen recht machen und einfach bei den Anderen dazugehören. Die erste bewusste „Krise" durchlebte ich im sechsten Schuljahr. In einem Alter oder Abschnitt, in dem man sich nicht wirklich als krisenfest bezeichnen würde, starb mein geliebter Opa nach wiederholtem Krebsleiden. Dietholf war für mich von klein auf mehr als nur ein Opa. Er war mein Vorbild, mein Held, der mir oft zeigte, wie schön diese Welt doch sein kann. Gemeinsame Wanderungen, Fußball im Garten – ich habe so gut wie jedes Wochenende als Kind neben seinem Bett geschlafen, da er mein Leuchtturm war.

Plötzlich war ER nicht mehr da.

Nichts habe ich mir sehnlicher gewünscht, als dass ich einen Zaubertrank finden würde, um meinen Helden wieder heile zu machen. Vor seinem Tod war ich täglich bei ihm. Ich kümmerte mich um ihn und verabreichte ihm seine Medikamente und auch heute noch denke ich fast täglich an ihn. Oft ist er Teil meiner Gebete und ich habe das Gefühl, dass er bis heute auf mich aufpasst und mir mit Rat und Tat „von da oben" zusieht und stolz auf mich ist. Eine Zeitlang wollte ich sogar Pastor werden, da mein Opa stets in der Heiligen Messe als Kommunionshelfer mitwirkte und ich sein Werk weiterführen wollte. Nur die Tatsache, dass ich dann keine Familie gründen dürfte, sorgte dafür, dass ich diesen Traum als kleiner Bube schon wieder verwarf. Trotzdem spielte Opa eine so große Rolle für mich, dass ich dies in jungen Jahren für mich in Erwägung zog.

An dem Tag, als Opa Dietholf starb, waren meine Familie und ich bei einer Bekannten zu Besuch. Morgens eine letzte Begegnung mit Dietholf auf Erden und gemeinsames Fernsehen. Ein letztes

Mal die gemeinsamen Hobbys wie die Formel 1 oder Fußball besprechen. Verzicht setzt im Leben eine Menge Willenskraft voraus. Den Willen, meinen Helden gehen zu lassen, hatte ich null. Zumal er am Tag seines Sterbens gar nicht so krank wie an den restlichen Tagen zu dieser Zeit aussah. Und dann der Anruf auf der Rückfahrt. Opa war friedlich eingeschlafen. Und mit ihm meine Lebensfreude.

Stark zu sein ist leicht gesagt, wenn man mit sich selbst die größten Probleme hat. In den Minuten der wohl schlimmsten Nachricht meines Lebens war ich nicht nur von mir selbst isoliert, sondern automatisch auch von der Welt draußen. Natürlich ist meine Mama sofort zu meinem Bruder und mir auf die Rücksitzbank geklettert und hat uns getröstet, doch es kam nichts bei mir an. Für mich ist die Welt zusammengebrochen. Meine kleine Welt war nicht mehr dieselbe.

„Wer ist denn jetzt bei Oma Helga? Wer spielt mit mir Fußball?", fragte ich mich. Ich konnte es nicht fassen und dachte, der Opa kommt schon wieder. Aber so kam es nicht. Noch am selben Tag habe mich von ihm verabschieden können und ging ab diesem Tag täglich zur Leichenhalle und habe mit Dietholf „gesprochen". Ziemlich unüblich in diesem Alter, aber innerlich konnte ich nicht anders.

Nach ungefähr vierzehn Tagen wurde Opa im engsten Familienkreis beigesetzt. Das war bei aller Trauer wirklich schön. Wir haben alle noch etwas Erde auf die Urne gegeben und ich habe auf seinem Grab noch ein selbstgebasteltes Kreuz aufgestellt. Und sie fing an, die Zeit ständigen Vermissens, und ich war von so einer massiven Trauer erfasst, dass ein riesiger Nebel auf meinem Leben lag.

Zudem stand eine Klassenarbeit in Mathematik an. Was soll denn das jetzt bitte? Du magst Dich als Leser an dieser Stelle wundern, aber für mich war das ein inneres Drama. Auch wenn ich in dieser Zeit kein besonders guter Schüler war, bewegten sich meine Noten trotzdem immer in einem zufriedenstellenden Rahmen. Doch dann kam DIE Mathearbeit mit dem Thema Bruchrechnen. Ich hatte das Gefühl, dass ich dieses Thema beherrschen würde, und ging frohen Mutes in die Klassenarbeit. Doch dann kam das Ergebnis: MANGELHAFT! Das saß. Dazu ein „liebevoller" Kommentar meines Lehrers: „Das kommt davon, wenn man sich nicht mehr am Unterricht beteiligt." Ich war am Boden zerstört und konnte die Welt nicht mehr verstehen. Ich wusste zu diesem Zeitpunkt überhaupt gar nicht, wohin mit mir, und war einfach nur traurig. Und dann SOWAS! Konnte oder wollte mich denn niemand verstehen? Wo war ich und warum drehte sich alles? Ich hatte ständig Angst. Wovor, weiß ich nicht. Vor mir selbst? Davor, zu scheitern? Vor der Welt? Die Angst nahm jegliche Kraft aus meinem Körper. Selbst Oma Helga konnte diese Schmach meines Scheiterns nicht mit der leckeren Mousse au Chocolat meiner Großtante von mir nehmen. Auch wenn es dramatisch klingen mag, lastete gefühlt aller Mist der Welt auf mir. Gut, die Mousse hat mich ein bisschen aufgebaut. Trotzdem ist dieser Tag für mich bis heute eine prägende Erinnerung.

Und dann ist plötzlich wieder alles anders.

Danach war es für mich nicht leicht, wieder in den „alten Trott" zu finden. Aber auch das habe ich irgendwann wieder geschafft. Mein Opa war für mich da. Anders, aber er war und ist immer für mich da. Die folgenden Jahre zogen so ins Land und waren relativ ereignislos. Mit Beginn der Pubertät wurde es für mich allerdings wieder sehr schwierig. Mädchen verdrehten uns allen den Kopf. Mit ungefähr 14 Jahren begann auch ich, mich „kennenzulernen", was irgendwie auch echt cool war. So viele neue Eindrücke! Das Leben wurde zunehmend freier und man durfte zum ersten Mal zu einer Party gehen. Auch das Thema Sexualität trat langsam in das Leben ein. Das klingt alles nach Aufbruch und neuem Leben, aber in meiner Welt schien und scheint es keine Leichtigkeit zu geben. Und wenig überraschend sollte auch die Phase meiner frühen Jugend für mich als zartes Naturell keine spaßige Zeit werden.

Meine Kumpels wurden langsam „aufmüpfig" und ich fühlte mich damit nicht besonders wohl. Auch waren Mobbing und Ausgrenzung ein großes Thema für mich. Ob es mehr als die altersüblichen Rangeleien und Hänseleien untereinander waren, kann ich heute gar nicht genau sagen. Wichtig ist, dass ich mir zugestehe, zu sagen, dass es mir zu viel war und ich gelitten habe. Und noch dieses Thema mit den Mädchen. Vor allem im Kontakt zum anderen Geschlecht tat ich mich enorm schwer. Ich konnte nicht wirklich mit Mädchen reden, da meine Scham zu groß war. Ich war viel zu nervös und fühlte mich, als hätte ich einen Kloß im Hals. Auch deswegen wurde ich des Öfteren in der Schule aufgezogen und mein Schulalltag glich einem Kampf. Morgens fuhr ich einige Jahre mit dem Bus zur Schule, und schon beim Einsteigen in den Bus schnürte sich mir förmlich die Luft ab. Ich wollte dazugehören und hoffte immer, dass ich bei meinen Freunden im Bus sitzen dürfte. Da ich jedoch bei einer der letzten Haltestellen zustieg, war dies nur selten der Fall und ich stand allein im Türbereich und hoffte, die Busfahrt schnell hinter mich zu bringen.

In der Schule sehnte ich mich nach den Unterrichtszeiten, denn in diesen musste ich mich nicht damit beschäftigen, mit wem ich in der Pause abhängen durfte, denn das war gar nicht so einfach. Wenn man dazugehören wollte, musste man cool sein. Ansonsten wurde man rigoros ausgegrenzt, und da ich vor allem zu Beginn der Pubertät nur wenige Freunde hatte, verbrachte ich Pausen häufig abgeschottet in Sicherheit auf der Toilette, in der Hoffnung, die Zeit würde schnell verfliegen. Es mag sein, dass dies auf manchen nicht so gravierend wirkt, aber mein Nervenkostüm hat es restlos angegriffen und mich seelisch fertiggemacht. Und dann zurück in den Unterricht. Dieser seltsame Zwiespalt auf Knopfdruck – „time to shine", da ich als stets engagierter Schüler zumindest von den Lehrern immer gelobt und gut behandelt wurde. Ich war sportlich, intelligent und leistungsfähig. Zumindest war dies mein Bild nach außen. Die Hülle. Kaum vorstellbar, dass zu dieser Zeit ausgerechnet der Sportunterricht die größte Hölle war. Sich vor den Anderen umziehen. Wie sollte das gehen? Ich fühlte mich nach allem, aber beim besten Willen nicht wohl in meinem Körper. Zu dünn, zu leicht und einfach nicht gutaussehend. Auch wusste ich nichts mit meinem Geschlechtsorgan anzufangen, während meine Klassenkameraden anfingen, über Selbstbefriedigung und Sex zu sprechen. Dies spitzte sich dann in der Kabine vor dem Sportunterricht zu und nicht selten wurde ich „Lauch" oder „Bohnenstange" getauft. Heute würde mich sowas herzlich wenig stören, aber damals sorgte dies dafür, dass mein ohnehin stark angekratztes Selbstwertgefühl noch weniger wurde und ich mich immer isolierter fühlte.

Diese Schwierigkeiten spitzten sich etwa im neunten Schuljahr zu richtigem Mobbing zu. Ich traute mich so gut wie gar nicht mehr auf den Pausenhof und hatte unheimlich viel Angst vor meinem damaligen Mobber. Ich lief auch in meiner Freizeit panisch durch die Gegend, da ich stets befürchtete, ihn zu treffen und mir mal wieder anhören zu dürfen, wie scheiße ich gekleidet sei oder dass ich ein „hässlicher Freak" sei, der wohl niemals ein Mädchen beeindrucken würde. Kurzum rückte ich immer mehr in die klassische „Streber-Rolle" und war nicht sonderlich beliebt. Langsam isolierte ich mich auch sozial und traf so gut wie keine Freunde mehr. Ich konzentrierte mich auf meine Noten und das Lernen, damit ich zumindest dort Erfolge feiern konnte. Nachdem eine Form emotionaler Isolation mein

Leben von Kindesbeinen an eh schon prägte, schienen nun alle Schotten dicht zu sein, um emotional überleben zu können. Und dann wieder dieser Gegenpart in mir und meinem Dasein, den die Außenwelt nicht nachvollziehen kann: Nichtsdestotrotz litten meine Leistungen nicht unter diesen Problemen. „Nach außen" habe ich ein beschwerdefreies Leben geführt. Ich war im Fußballverein, gut in der Schule, musste mir um Finanzielles keine Sorgen machen und auch meine Eltern wollten stets das Beste für mich. Nur in mir, da sah es auch damals fürchterlich aus. So ging ich meinen Weg, bis hin zur Oberstufe. Besser gesagt fristete ich mein Dasein innerlich, inklusive erster Kontakte mit dem lieben Alkohol, und auch sogenannte „Abstürze" blieben nicht aus. Mit 15 habe ich sogar eines Abends Kontakt mit KO-Tropfen gehabt. Eine gruselige Erinnerung. Bis heute habe ich keinerlei Erinnerungen an den Abend, obwohl ich nicht viel getrunken habe. Alkohol war für mich schon damals eine merkwürdige Substanz. Ich trank ähnlich viel wie meine Freunde, aber ich vertrug stets weniger als sie. Des Weiteren fand ich es echt cool, abzustürzen, und fühlte mich unendlich stark, wenn ich nach einer durchzechten Nacht auf die Geschehnisse der Nacht angesprochen wurde und wie viel wir mal wieder „gebechert" hatten. Auch setzten bei mir auch schon nach geringen Mengen Gedächtnislücken sowie Filmrisse ein. Dies ignorierte ich jedoch und machte mir keine weiteren Sorgen bezüglich dieser Thematik.

So zog auch diese irgendwie verwirrende Zeit an mir vorbei und das Gefühl, es allen recht machen zu wollen und gemocht werden zu wollen, wuchs immer weiter.

Meinen Bedürfnissen schenkte ich wenig bis keine Beachtung, aber den Rufen meines Umfelds. Ich nutzte meine feinen Antennen und meine Sensibilität, um mich in Situationen schnell anpassen zu können und möglichst passend rüberzukommen und somit das Mobbing und die Ausgrenzung bestmöglich zu vermeiden oder nur ansatzweise zu verkraften. Leider hatte ich auch eine Phase, in der ich das nächstschwächere Glied in der Nahrungskette ausfindig machte und somit selbst begann, Mitschüler zu mobben oder auszugrenzen. Ich war dabei zwar nie so hart, andere Menschen zu verletzen, aber vor allem bei Gruppenaktionen schloss ich mich oft an und nahm in Kauf, dass es womöglich einem anderen Menschen dadurch nicht gerade besser ging. Dann fühlte ich mich aber auch einmal groß und muss heute zugeben, dass ich darauf nicht besonders stolz bin, aber so war es nun mal. Das ist dieses vermeintliche Gewinnen von Kraft durch Aktionen außen – ein totaler Bullshit.

Und so sollte es bis zur Oberstufe weitergehen. Natürlich bin ich kein Einzelfall mit meinen Eindrücken und Emotionen. Millionen Teenager durchleben ein Wechselbad der Gefühle. Die Herausforderung, alles auf der Welt um sich, die Eltern, die Schule und primär sich selbst seltsam bis komplett bescheuert zu finden. Diese kleinen Scharmützel der Adoleszenz meine ich nicht mal. Die sind im hormonellen Chaos in jeder Familie zu finden und eher mit Humor zu sehen. Die tiefen Gräben in mir, sie sind es, denen ich Ausdruck verleihen will.

Es ist nicht alles Gold, was glänzt.

„Wow. Die Oberstufe. Der Olymp der Schulzeit. Das Ende der Schule. Die Freiheit. Keine Klassen mehr, nur noch Kurse. COOOOOL!"

So oder so ähnlich sind wohl meine Gedankengänge gewesen, als ich aus der neunten Klasse in die Einführungsphase der gymnasialen Oberstufe wechselte. Damals war ich 16 Jahre alt und mein Leben begann sich zu wenden. Der Glaubenssatz Ich zeig's euch Allen noch wuchs stetig in mir bis hin zu einer Arroganz, die mich heute selbst etwas verstört. Menschen mit Depressionen oder psychischen Verstimmungen durchlaufen Wechselbäder der Emotionen, die die angeblich „gesunde" Welt kaum nachvollziehen kann. Von totaler Isolation bis zur Euphorie, die auf andere auch befremdlich wirken kann. Warum soll ich ständig Andere mit meinem Kram vollheulen? Also doch raus in die Gesellschaft mit Anderen? Gesagt, getan!

Seitdem meine Fußballmannschaft mit der eines Nachbarorts zusammengelegt wurde, hatte ich plötzlich viele Freunde. Mein Freundeskreis bestand zu dieser Zeit aus meinem besten Freund Michael sowie anderen Jungs, vor denen ich die Launen meiner Psyche zu verstecken vermochte. Wir verstanden uns sehr gut, gingen fast jedes Wochenende zusammen aus und ich erinnere mich, dass wir so etwas wie Spaß zusammen hatten. Keine Selbstverständlichkeit in meinem Leben. Mit meinen Freunden, Mitschülern und Kollegen der Fußballmannschaft durchtrete ich gemeinsam die scheinbar normalen Türen des Lebens.

Ich war so froh. Ich gehörte dazu. Sie mochten mich.

Für mich war das riesig. Meine Freude war, glaube ich, unbeschreiblich und ich fühle mich tatsächlich, als sei ich „ganz normal". Nur mit den Mädels, das war immer noch schwierig.

Während die meisten so ihre ersten Erfahrungen machten, war ich allein und traute mich nicht, mit den Mädchen in Kontakt zu treten. Meine tiefen Sehnsüchte drehten sich um eine mögliche Freundin. Nein, sogar nach einer „Frau". Schon zu dieser Zeit wollte ich eine Person, die für mich da ist und für die ich da bin. Diese Erfahrung von Lieben und Annahme. Zu fühlen, angstfrei zu sein und Emotionen zuzulassen.

Loyalität, Liebe und Vertrauen waren für mich immer essenzielle Werte.

Aber erst jetzt kann ich im Rückblick feststellen, dass da so viel mehr schlummerte als nur der Wunsch nach einer Freundin. Naja, zurück zu meinen Freunden. Wir wurden immer selbstständiger. Man traf sich fast täglich. Wir zockten zusammen und ich war wie ein Genie, was das Spiel FIFA angeht. Damals kannte ich die Spielwerte von so gut wie allen Spielern. Nicht selten wurde mir geraten, mich doch mal bei „Wetten, dass…?!" zu bewerben, da ich tatsächlich ALLES wusste. Und in der Schule wurden meine Erwartungen bezüglich der Oberstufe fast sogar noch übertroffen.

Ich fühlte mich so frei. Die ganze Schwermut und die negativen Gedanken aus den Vorjahren waren wie weggeblasen, und auch das Thema Mobbing spielte keine Rolle mehr. Ich war integriert und konnte zum Glück auch gewissen Menschen wesentlich besser aus dem Weg gehen, als dies die Jahre zuvor der Fall war. Meine neue Zeit war gekommen – wild durcheinandergemischte Kurse warteten. Ich mag grundsätzlich keine Unordnung, aber alles war besser als dieser Kampf in Angst von zuvor. Auch kamen neue Mitschüler von der Realschule und die Stimmung innerhalb der Stufe wurde besser. Und mit der Laune stiegen auch meine Noten stetig. Hatte ich den Berg nun erklommen? War ich endlich am Ziel? War ich endlich wie die

Anderen? Leider nein, denn Depressionen sind auf ihre Art auch clever! War ich scheinbar gesund, konnte ich die schweren Zeiten vergessen. Und somit auch das Leid ausblenden, bis hin dazu, zu vergessen, wie es war, krank zu sein. War ich jedoch krank, war die Idee, gesund zu sein, absurd.

„Das Beste oder Nichts" wurde zu einer meiner primären Glaubenssätze. Ich nahm mir vor, koste es was es wolle, das Maximum aus meinem Abitur herauszuholen.

Der Schwenk in Extreme: Es gab für mich nur noch Erfolge. Alles Andere war ein Zeichen der Schwäche. Und die konnte ich mit mehr Fleiß und Engagement bekämpfen. So begann ich, mir ein toxisches Mindset zu erschaffen, welches auf reiner Gewinnmaximierung basierte. Mit Beginn der elften Klasse sollte mein Höhenflug weitergehen. Die einzige Note, die ich noch kannte, war eine Eins. Ich meldete mich während der Unterrichtsstunden zu jedem Thema, machte stets meine Hausaufgaben und tat alles, um meine hohen Ziele zu erreichen. Und trotz des inneren Zwangs zur Perfektion lebte ich auch ein schönes Leben. Ich war neben der Schule viel unterwegs, im Fußballverein, machte meinen Traktor- und Rollerführerschein.

Alles schien zu laufen. Ich war TOTAL zufrieden. Aber da war noch die Sache mit den Mädels.

Anfang des Jahres 2017 schien meine Glückssträhne aber auch hier weiterzugehen. Ich lernte bei einer Hausparty eines meiner Kumpels Paula kennen. Sie war zu dieser Zeit vierzehn Jahre alt und wir verstanden uns auf Anhieb sehr gut. Zunächst war ich natürlich extrem schüchtern und traute mich gar nicht, ihr oder ihren Freundinnen näherzukommen, obwohl ich daran definitiv interessiert war. Auf der dortigen Party waren meine Freunde und ich sowie die Mädchengruppe rund um Paula. Pizza essen,

Plaudereien, die Gruppen mischten sich. Ich konnte es kaum glauben: Paula und ich begannen ein Gespräch und ich fühlte mich geschmeichelt, da die Initiative in erster Linie von ihr ausging. Mithilfe meines lieben Freundes und Feindes Alkohol wurde ich im Laufe des Abends auch etwas lockerer und plötzlich fand ich Paula auf meinem Schoß wieder. Ich glaube, ich kann mit Worten gar nicht beschreiben, wie wahnsinnig wohl ich mich in diesem Moment gefühlt habe. Ich habe mich augenblicklich unsterblich verliebt!

Zum Glück tauschten wir an besagtem Abend noch unsere Telefonnummern aus und ich war unheimlich stolz auf mich, denn „Ich hatte ein Mädel an der Angel", wie meine Jungs es damals umschrieben. Doch dann diese inneren Zweifel, der kurze Sturz. Wenig verwunderlich und vor allem undramatisch hatte Paula zu dieser Zeit jedoch relativ engen Kontakt zu einem anderen Jungen, sodass ich mir nicht vorstellen konnte, ihr jemals gefallen zu können. Der Andere war älter als ich, cooler und auch noch DJ. „Was will die denn mit so nem Hanswurst wie mir?", fragte ich mich und schrieb auch die Geschichte mit ihr gedanklich ab.

Aber es kam anders.

SIE kam auf mich zu, schrieb mir regelmäßig und etwa zwei Wochen später waren wir ein Paar. Unglaublich. Ich hatte eine Freundin. Es passierte auf der Abschlussfeier einer Schule, auf der wir eingeladen waren. Wir trafen uns schon zuvor und hatten eine starke und angenehme Verbindung zueinander. Sie küsste mich wie aus dem Nichts und mein Herz sprang förmlich aus der Brust. Und dann diese Unsicherheit in mir. Waren wir jetzt ein Paar? Schmetterlinge im Bauch, Geigenmusik im Kopf, Hormone überall – Paula lachte und fragte mich, ob wir ein Paar seien. Natürlich waren wir das.

Obwohl viele Bekannte uns keine allzu lange Beziehung prophezeiten und überzeugt davon waren, dass wir nach wenigen Wochen wieder getrennte Wege gehen würden. Das war mir allerdings herzlich egal und ich schwebte auf Wolke sieben und war unheimlich verliebt.

Ich war liebenswert. JUHHUUUUU!!!

Meine Welt schien perfekt. Paula war hübsch und begehrt. Entsprechend stolz war ich, dass sie meine Freundin wurde. Sogar eine damalige Lehrerin beglückwünschte mich und riet mir scherzhaft, sie zu „Germanys Next Topmodel" zu schicken. Das tat meiner Seele und mir so gut. Ich hatte es geschafft. Endlich angekommen, ALLES lief. Ab diesem Moment lag mir die Welt zu Füßen. Wir trafen uns täglich, verstanden uns super und überall, wo wir hinkamen, wurden wir als Traumpaar gehandelt. Ich fuhr regelmäßig mit meinem Roller zu ihr und wir wurden uns immer vertrauter. Dieser Liebesrausch war für mich einfach überwältigend. Meine Noten wurden infolgedessen sogar noch besser. Ich hatte vor einiger Zeit mit meiner Mama eine Wette abgeschlossen, dass ich bei einem Abi-Schnitt von 1,1 oder besser mit ihr auf eine Kreuzfahrt gehen dürfe.

Schon in frühen Kindertagen schloss ich solche „Wetten" ab. Für jede Eins bekam ich von meiner Oma Helga 10 Euro, für jede Zwei 5 Euro und so weiter. Das handelte ich, als er noch lebte, mit Opa Dietholf aus und Oma setzte dies nach seinem Tode fort. Für mich war das als Kind mit guten Noten wunderschön.

Leider merkte niemand, dass mein Selbstwert mehr und mehr davon abhing. Selbstliebe wurde zu meiner größten Hürde und ich war nur zu diesem Gefühl zu mir selbst in der Lage, wenn Beweise von außen kamen. Bekam ich diese Hochgefühle nicht, ging ich in eine kühle Ausstrahlung, die ich noch heute kenne. Was Andere dann als Arroganz empfinden, ist in Wahrheit tiefe

Unsicherheit und Selbstschutz. Eine der wohl härtesten Prüfungen ist die Liebe zu mir selbst. Sich selbst für Depressionen zu hassen, ist so leicht, und scheinbar unerreichbar ist der innere Frieden in akuten Krisenzeiten meiner Seele. Wie soll ich mich auch noch dafür lieben, dass Hirn und Herz diese Scheiße in mir anrichten? Oder bin ich gar nicht meine Depression? Bin ich viel mehr und ein Meister meines Lebens, weil ich nicht gerade die Schwankungen bravourös überstehe? Diese und viele andere Gedanken trieben und treiben mich täglich um. In Hochzeiten erfahre ich aus mir heraus good vibes und genieße meine Erfolge. An Tagen, an denen alles grau und fad ist, kann ich meinen Anblick nicht ertragen. Da lehne ich mich ab, da dieser ganze Mist ja aus mir herauskommt. Aus einem Organ, das keiner sieht und das vermutlich mehr Schmerz verursachen kann als jedes physisch greifbare Organ in uns. Laut brüllen wollen und keinen Ton rausbekommen. Dies war damals schon spürbar, kam jedoch auch dank meiner Liebe zu Paula eine Zeitlang weniger stark zum Ausdruck – Verdrängungskünstler halt.

Und dann dieser drastische Schwank wie kurz vor meinem Abitur, als dieses für mich scheinbar unerreichbare Ziel der Bestnoten tatsächlich nah kam. Ich konnte es schaffen, mein Abitur mit einem solchen Abschluss zu krönen. Diese beiden Jahre, 2017 und 2018, sind für mich auch heute noch einfach schöne Erinnerungen. Mit meinen Freunden baute ich sogar einen Bauwagen aus, sodass wir unsere eigene „Bude" hatten. Dort konnten wir machen, was wir wollten, und so manch legendärer Abend fand dort statt. Zum krönenden Abschluss schaffte ich mein Abitur sogar mit Bestnote: 1,0. BAAAAAMMMM: Ich sag´s doch! Ich zeig's euch Allen noch! Der Junge, von dem Schulpsychologen sagten, er würde vermutlich noch für Probleme sorgen, der stets langsamer war als der Rest, genau dieser stand jetzt GAAANZ oben. Diese Gefühlsexplosion war einfach überwältigend.

Die Welt lag mir zu Füßen.

Jeder sagte mir eine glorreiche Zukunft voraus und ich hatte mir das selbst aufgebaut. Darauf bin ich bis heute stolz, denn diese Bewältigungsstrategien haben mich zu dieser Zeit das Überleben gelehrt.

Die Schulzeit war vorbei.

Ansonsten erinnere ich mich auch gerne an diese Zeit und auch an die vielen unvergesslichen Partys. Fast wöchentlich gingen Paula und ich feiern, und wo wir waren, DA WAR SPASS!
Spaß hatten wir immer, auch mit meinem kleinen Bruder Enrico. Oft waren wir ein süßes kleines Trio und bauten jeden erdenklichen Bockmist auf der Erde. Wir „borgten" uns gerne schon mal das ein oder andere Utensil der Straßenmeisterei und modifizierten die Verkehrsführung meiner Heimatsiedlung. Die normale Welt zum Greifen nah.
Auch auf Partys ging es immer rund und gelacht wurde, bis man kaum noch stehen konnte. Ausgelassen und frei, so würde ich das Ende meiner Schulzeit bezeichnen. Für mich ist es immer wichtig gewesen, darauf zurückblicken zu können, da mir dies immer wieder Hoffnung gab und ich wusste, dass es auch andere Zeiten gibt. Obwohl in mir schon viel schlummerte und sich die Depression hier und da ankündigte, war ich vor allem im Jahre 2018 vieles, aber NICHT depressiv.

Ich genoss das Leben!

Umgangssprachlich bezeichnete man mich gerne als „Sunnyboy", bei dem eigentlich immer alles in Ordnung schien. Ich merkte zwar, dass ich mir viel mehr Gedanken machte und mich oft missverstanden fühlte, aber im Großen und Ganzen verkörperte ich „den lieben Jungen von nebenan".

Der nächste Schritt war das passende Studium. Aufgrund meiner Mathematik-Affinität und der Tatsache, dass mein Opa Maschinenbauer war, entschied ich mich für den Studiengang Wirtschaftsingenieurwesen mit Fachrichtung Maschinenbau. Der Studiengang besteht zu 80 Prozent aus Fächern des Maschinenbaus und zu 20 Prozent aus wirtschaftlichen Modulen. Das war für mich genau das Richtige, um eines Tages „groß rauszukommen" und in erster Linie, um reich und meinen eigenen, sehr hohen Ansprüchen gerecht zu werden.

Dies ist ein gutes Beispiel dafür, dass ich keinerlei Kontakt zu meiner inneren Stimme hatte. Ich entschied allein auf Basis meiner extrinsischen Motivation, und die Frage, ob dies so sinnvoll ist, stellte ich mir einfach nicht. Gemäß meinen Glaubenssätzen hatte ich mich für etwas entschieden und wollte dies – koste es, was es wolle, mit aller Kraft und Energie durchziehen.

Egal, wie man es sieht, aus welcher Sicht, wir brauchen immer ein Gleich-gewicht.

Monika Kühn-Görg

2018, es sollte also losgehen. Ich entschied mich für meinen Studiengang und befasste mich eifrig mit den Zulassungsbedingungen und den Praktikumsmöglichkeiten. Auch hier zeigte sich von Beginn an mein Hang dazu, pedantisch und überperfekt zu sein. Ich musste insgesamt sechs Wochen Vorpraktikum absolvieren und dabei die verschiedensten Grundlagen der Metallbearbeitung erlernen. Bevor ich mein Abiturzeugnis in der Tasche hatte, begann ich also schon mein Praktikum und gönnte mir keinerlei Ruhe, da dies in meiner damaligen Welt lediglich Zeitverschwendung bedeutete. So begann exakt drei Tage nach meiner mündlichen Prüfung mein Praktikum.

Schon am ersten Tag war es für mich der blanke Horror.

Ich kann mich noch daran erinnern, als wäre es gestern gewesen, dass ich an einer Schleifmaschine stand und Gewindestangen entgraten sollte. Sofort kamen mir die Tränen, ich fühlte mich fehl am Platze und verloren. Dieses Gefühl war dem, welches ich als Kind beispielsweise als Torwart erlebt hatte, sehr ähnlich. Naja, dachte ich mir. Manchmal muss man halt in den sauren Apfel beißen, um eines Tages die Lorbeeren ernten zu dürfen. So fuhr ich Tag für Tag zu meinem Praktikumsbetrieb und betete, dass diese sechs Wochen möglichst schnell an mir vorüberziehen würden. Mit einigen Jahren Abstand weiß ich, dass körperlich und emotional heftige Symptome ein Schrei unserer Seele sind. Sie kommuniziert mit uns auf beeindruckende Art und Weise. Damals konnte ich das gekonnt ausblenden und war einfach nur von mir selbst genervt.

Ich fühlte mich nämlich gar nicht wohl und mir war es viel zu laut. Der Ton in der Belegschaft war sehr rau und ich hatte riesige Probleme, damit klarzukommen. Trotzdem schien ich einen guten Job zu machen, und nach einiger Zeit wurde mir seitens eines Meisters sogar ein Ausbildungsplatz angeboten. Das schmeichelte mir natürlich sehr, nichtsdestotrotz war es für mich undenkbar, auch nur einen Tag mehr als die vorgesehenen sechs Wochen in eine solche Fertigungshalle zu gehen. Obwohl ich erwartete, dass ich mit der Zeit sicherlich besser im Praktikumsbetrieb ankommen würde, starrte ich während eines Arbeitstages von morgens bis nachmittags die Uhr an und versuchte, von Pause zu Pause zu leben. Zwischen den Pausen stand ich dann an einer Bohrmaschine, einem Schweißgerät oder einer Fräse und wollte mich krampfhaft dafür begeistern. Hier und da war ich auch total beeindruckt davon, was man alles mithilfe einfacher Technik herstellen kann, aber dies waren nur ganz kurze Ausschnitte. Die meiste Zeit war ein reines Absitzen, und auch die Geräuschkulisse innerhalb einer Fertigungshalle war für mich, gekoppelt mit meiner Hochsensibilität, nicht auszuhalten. Obwohl ich Gehörschützer trug, machten mich auch die Vibrationen der metallbearbeitenden Maschinen WAHNSINNIG!

An dieser Stelle verschwimmen die Auswüchse von frühen Depressionen und die Empfindungen von Hochsensibilität zu einem Ganzen, da sich die Wahrnehmungen und Gefühle sehr gleichen. Heute weiß ich, dass ein Betroffener diese Unterscheidung kaum filtern kann. Und für einen Außenstehenden ist es unmöglich, dieses Wechselbad der Gefühle, den inneren Stress des anderen und die wahre Belastung für den Betroffenen überhaupt nachempfinden zu können. Man läuft rum wie auf Schienen und funktioniert. Es ist ein innerer Kampf.

Es ist so leicht zu sagen, dass wir gesund bleiben, wenn wir im Einklang mit uns selbst sind. Wenn wir funktionieren und in

Systeme gequetscht Leistung abliefern, wie ich es im Praktikum getan habe, lernt unser Gehirn, dass alleine das Überleben dieser Situation bereits ein Gewinn ist.

Der Lohn meiner Mühen und auch des seelischen Kampfes der Schulzeit bekam ich bei meiner Abiturfeier schwarz auf weiß: Das Größte, das ich mir jemals hätte erträumen können, denn ich hatte mit BESTNOTE abgeschlossen. Ich fieberte dem Tag der Abschlussfeier entgegen und es war ein wunderschönes Fest! Nach den vielen Tagen und Wochen der Vorbereitung für die Abiturfeier war es nun endlich so weit. In den Wochen zuvor hatte ich sogar immer Gesichtslotionen aufgetragen, damit ich am „großen Tag" ohne Pickel und Unreinheiten rumlief.

Ich wachte morgens auf und mein Herz sprang förmlich aus der Brust. Ich konnte mein Glück kaum fassen. Paula kam mich besuchen, meine Familie war fein gekleidet und wir alle waren bereit für einen schönen Tag. Zu unserer gewählten Einlaufmusik ging ich mit zwei Freunden zu unserem Schulleiter und in der gefüllten Aula unserer Schule wurden die Zeugnisse ausgehändigt.

Ich strahlte vor Glück!

Einige Zeit danach wurde mir seitens vieler Lehrer und anderer Mitschüler aufgrund meines Abschlusses gratuliert und ich genoss das richtig. Diese Anerkennung tat meiner gebrochenen Seele richtig gut und dieses positive Gefühl nahm ich für die weiteren Feierlichkeiten bis tief in die Nacht mit. Und was sollte folgen? Das Versprechen meiner Mutter, meinen Erfolg mit einer Woche mit dem Kreuzfahrtschiff ins Mittelmeer zu krönen. Wir starteten unsere fünftägige Reise am Hafen von Mallorca und besuchten unter anderem Korsika, Barcelona, Rom – uns stand die Welt offen. Wir feierten wilde Partys auf dem Schiff, lernten gemäß unserem Naturell im Handumdrehen viele nette Leute kennen. Wir aßen jeden Tag in einem anderen Lokal und ließen uns die kulinarischen Spezialitäten der jeweiligen Länder schmecken. Saunabesuche, Champagnergenuss, spanische Tapas, Entspannung. Das Leben war herrlich. Das ist eine wunderschöne Erinnerung für mich. Auch mit meiner Freundin lief alles super. Der einzige kleine Schönheitsfehler war das Praktikum.

Vielleicht ein Wink mit dem Zaunpfahl für die Zeit, die noch kommen sollte…

Du solltest keinen Krach anfangen, bevor Du nicht weißt, wieviel dabei einkracht...

Monika Kühn-Görg

Im September 2018 fingen die Vorkurse an der Uni an und ich hatte keine Ahnung, was mich erwarten sollte. Strebsam, wie ich bin, meldete ich mich für ALLES an, den CAD-Vorkurs und den Mathe-Vorkurs, einfach für alles. Am ersten Tag sollten wir uns als Studienanfänger in Gruppen zusammentun. Wir alle wachsen in unserem eigenen Tempo und den individuellen Möglichkeiten nach. „Good vibes – good life" war damals mein Empfinden, als ich durch Zufall Paco kennenlernte. Bis heute ist er mein engster und bester Freund, was mir unendlich viel bedeutet. Damals war es etwas wie Freundschaft auf den ersten Blick – eine wichtige Konstante meines Lebens, nachdem ich mich mit Sozialkontakten ja nun immer schwergetan habe.

Offensichtlich brauchen wir Menschen herausfordernde Erfahrungen, um besser und stärker zu werden. Und scheinbar neige ich dazu, ganz besonders laut: „Hier!" zu brüllen, um mir reihenweise die dicksten Packungen abzuholen. Höher, schneller, weiter hat halt auch harte Konsequenzen für die Seele, obwohl der Ruf nach dem Höhenflug ja ebenso aus der Seele stammt. Ein total verrücktes Ding irgendwie. Unser Inneres erzeugt jenes Chaos, das wir bekommen, und zerbricht nahezu daran. Gleichzeitig wollen wir viel Aufsehen und Herausforderungen, weil wir uns gut fühlen, wenn wir sie meistern. Und so bedeutete als riesiges Spektakel der CAD-Vorkurs für mich die völlige Reizüberflutung. Neue Leute und neue Räume, dazu war ich nicht geschaffen. Damit konnte ich nicht umgehen. Ich fuhr morgens zur Uni und weinte, da ich bis abends nicht nach Hause kommen würde, und sobald ich dort war, versuchte ich mit aller Kraft, den dort zu konstruierenden Hubwagen als Schnellster fertig zu stellen. Zu meiner Ernüchterung musste ich feststellen, dass ich das womöglich nicht schaffen würde.

Ich arbeitete auch die Pausen durch.

Ich machte in einem UNWICHTIGEN Vorkurs Überstunden und tat ALLES, um vorne zu sein. Dasselbe Schema sollte sich im darauffolgenden Mathe-Vorkurs wiederholen. Während fast alle Kommilitonen nachmittags „Beerpong" spielen gingen und dabei neue Leute kennenlernten oder sich eine schöne Zeit machten, versuchte ich, so gut wie möglich den Stoff des Vorkurses durchzukriegen.

Ich glaubte nicht an mich.

Ich war davon überzeugt, dass ich diesem Studium nicht gewachsen war. So fing ich an der Uni mit einem relativ kleinen Bekanntenkreis an und war hochmotiviert, es wieder mal Allen zu zeigen. Das Highlight des Studienbeginns sollte die „Ersti-Woche" sein. Hier werden alle neuen Studierende eines jeden Studiengangs in kleinen Gruppen zusammengewürfelt und lernen Stadt, Universitätsleben und Kommilitonen kennen. Kleiner Spoiler: Für mich war es eine Horror-Woche.
In der letzten Vorkurswoche kümmerte ich mich um meinen Umzug, da ich bis dato noch zur Uni gependelt war.

Alles sollte perfekt sein.

Mit meinem akribischen Perfektionismus stellte ich meine teils selbstgebauten Möbel auf und alles sollte meiner Vorliebe für Autos entsprechen. Ich mochte die Einrichtung meiner Wohnung, es war einzigartig und individuell. So zog ich Anfang Oktober um und ein neues Kapitel in meinem Leben brach an, dabei hatte ich allerdings keineswegs ein unbedingt gutes Gefühl. Während meiner ersten Woche in meiner Wohnung war meine Mama in Griechenland und ich ließ ihr Telefon heißklingeln, da ich mich nicht sonderlich wohlfühlte. Jeden Morgen fühlte ich mich allein und verloren. Meist weinte ich schon kurz nach dem Aufstehen und hatte Angst vor dem kommenden Tag, da ich nicht das Gefühl hatte, dem Allein-Leben gewachsen zu sein. Ich verbrachte in der ersten Woche nach meinem Umzug unheimlich viel Zeit an meiner Spielekonsole, da ich nach meinen Vorkurs-Aufgaben keine sinnvollen Beschäftigungen fand und Stillstand oder Zeit mit mir selbst nur sehr schwierig ertragen konnte. Da sucht man dann die Stille und die Zuflucht in sich, obwohl genau das auch wieder ein Drama für die eigene Seele ist. Man verrennt sich in sich selbst und kann schon gar nicht mit der Außenwelt umgehen. Was für ein doofes Chaos.

Kurzum gesagt eher weniger gute Voraussetzungen, um allein zu wohnen.

Dies war außerdem eine sehr große Herausforderung für meine Beziehung mit Paula, da die räumliche Trennung auch bedeutete, dass wir uns nicht mehr täglich sehen konnten. So kriselte es schon unmittelbar nach meinem Auszug, aber trotzdem hatte ich das Gefühl, dass wir dieser Situation gewachsen waren. In meiner Welt gab es auch keine Alternative. Eine Trennung war für mich undenkbar, da dies gleichbedeutend mit einem Persönlichkeitsverlust gewesen wäre. Pünktlich zu Beginn des Oktobers 2018 begann also die heißersehnte Ersti-Woche. Alle hatten Bock auf Party und Bier. Ich stand um 06:30 Uhr auf und lernte schon mal prophylaktisch den Stoff für die nächste Woche. Ich hatte auch noch keinen Stundenplan, und dennoch funktionierte ich gefühlt wie eine Maschine.

Unerträglich.

Ich tat alles, um wieder die Kontrolle über meine Situation zu erlangen und bastelte mir einen Stundenplan, ohne dass die Module überhaupt terminiert waren. Im Nachhinein würde ich es fast so beschreiben, als hätte ich mir selbst ein Zwangskorsett genäht. Den Rest der Woche verbrachte ich damit, irgendwie durchzukommen und nicht aufzufallen. Ich strebte nach Erfolg und das Studium war ALLEM übergeordnet, leider auch meiner Gesundheit. Wenn ein Mensch sich sicher ist, zu versagen, kann er außen noch so performen. Er wird irgendwann zerbrechen.

Das Studienleben sieht den Klischees nach Dinge vor, die meiner inneren Welt null entsprechen. Der Klassiker ist wohl die „Ersti-Woche" mit der Stadt-Rallye auf der Agenda. Überall in der Stadt gibt es Aktivitäten und Spaß. Also das, was man so geläufig als Spaß definiert. Feucht-fröhliche Feste erwarteten auch mich – manchmal geht das. Leider verstarb der Opa von Paula an diesem Tag des Studienbeginns und meine Freundin hatte eine wirklich schwere Zeit, weswegen ich nach Hause fuhr. Mir war es ohnehin lieber, dort zu sein als in der Stadt. Das war mir alles viiiieeeeeellll zu groß und vor allem viel zu unpersönlich. Dazu kamen die Versagensängste und der immense Druck, unter den ich mich selbst setzte. Dieser „Emotionscocktail" war sehr intensiv, und glücklicherweise fand ich in der Eifel nochmal einen Rückzugsort, sodass ich nicht ganz so aufgeschmissen war. So „überlebte" ich die Woche schlussendlich und es ging endlich los mit meinem heißersehnten Ingenieurstudium. Ich dachte: Genau dafür bist Du geboren und das ist Dein Ding. Gib alles!!!!

Dann der relativ „harmlose" Beginn der ersten Woche. Es standen einige Kurse und Seminare auf dem Programm, mein immenser Eifer, alle an mich gestellten Anforderungen zu erreichen. Außen hui, innen pfui: Der Schein funktionierte, und so richtig schnallte ich das selbst noch nicht. In meiner Wohnung weinte ich meist und sehnte mich nach zu Hause. Ich wollte nicht in der Stadt sein, aber für mich kam es nicht in Frage, wegzufahren, da ich Angst hatte, etwas zu verpassen und womöglich den Anschluss zu verlieren. An der Uni war ich nur eine laufende Nummer und niemand interessierte sich dafür, wie es einem geht oder ob man persönliche Probleme hat. Dies wurde mir auch relativ schnell im Rahmen einer meiner ersten Vorlesungen bewusst.

Einer meiner Professoren begrüßte uns mit einer Rede, die im Wortlaut etwa so aussah: „Studieren – studere – kommt aus dem Lateinischen und heißt ‚sich bemühen'. Sie werden sich alle bemühen, bemühen müssen. Schauen Sie sich Ihre Sitznachbarn einmal ganz genau an. Die Wahrscheinlichkeit, dass im nächsten Semester nur noch einer von Ihnen anwesend ist, ist sehr hoch. Bitte denken Sie dran, dass Sie in Zukunft kein Leben mehr haben werden. Sie werden bis tief in die Nacht lernen. Nur so besteht man hier."

Das war ja eine schöne Motivation.

Ich dachte immer, dass das Studium die schönste Phase des Lebens darstellen soll. Scheinbar lag ich damit völlig daneben. Diese Art von „Motivationsrede" war mir vorher auch noch nicht begegnet. Ähnlich sah es in der dazugehörigen Übung in diesem Modul aus. Der Übungsleiter, der den Stoff aus der Vorlesung vertiefen soll, prahlte förmlich damit, dass er im vorigen Semester etwa 80 Prozent aller Studierenden durch die Prüfung rasseln ließ, logischerweise begründet durch deren Inkompetenz der Studierenden. In mir schürte dies wieder massive Panik. „Ich bin zu schlecht für das hier! Ich kann das alles nicht!", waren meine Gedankengänge.

Ein mentaler Kontrollverlust jagte den nächsten. Ich stand täglich um 06:30 Uhr auf und kann mich nicht daran erinnern, einmal vor 22 Uhr vom Schreibtisch aufgestanden zu sein. Ein

„Vorzeigestudent", so wie es mir der Herr Professor prophezeit hatte, wollte ich sein. Wohlgemerkt schaffte ich am Tag ein übernatürliches Pensum, da ich in meiner Arbeit unheimlich schnell und gut war. Trotzdem hatte ich täglich kurz vor dem Mittagessen einen Nervenzusammenbruch. In der Mensa saß ich auf meinem Stuhl und begann plötzlich zu zittern. Durch meinen Kopf schoss die unendlich lange To-do-Liste, die ich mir mal wieder zugemutet hatte, und ich war mir sicher, dass ich niemals dem Pensum standhalten könnte. Nach kurzer Zeit kamen Tränen dazu, und bevor ich mich versah, saß ich zitternd und weinend auf der Toilette der Mensa, da ich nicht wollte, dass jemand dies mitbekam.

Abends war ich dann meist relativ entspannt und stellte fest, dass es doch möglich war. Diese Gefühlsachterbahn begleitete mich von Montag bis Freitag. Jede Woche und immer, wenn ich in Aachen war. Allerdings war das für mich halt einfach völlig normal.

„Die anderen waren einfach nur etwas fauler", nahm ich durch meine verschobene Wahrnehmung wahr.

Weiterhin wollte ich jeden Freitag um exakt 13 Uhr in die Eifel fahren, zu meiner Familie, meinen Freunden und vor allem zu Paula. Wöchentlich war es also so, dass ich donnerstagsabends einen zusätzlichen Nervenzusammenbruch hatte, da ich merkte, dass es fast unmöglich war, das Lernpensum bis zum nächsten Tag zu erfüllen. So kam dann mein Freund, der Alkohol, ins Spiel. Regelmäßig konnte ich donnerstagsabends einfach nicht schlafen. So trank ich mir ein Bier, zwei Bier, drei Bier – und habe das gar nicht bemerkt.

War halt normal für mich.

Woche für Woche wiederholte sich dieser Rhythmus. Das anschließende Wochenende verbrachte ich dann in der Heimat. Aber Erholung war für mich auch hier ein Fremdwort. Ich liebte es, immer aktiv zu sein. Freitags Party, samstags Party und so weiter. Am Sonntag war ich dann völlig übermüdet und montags fuhr ich um sieben Uhr wieder ab in meine Wohnung zum Lernen.

Die Leistung stand bekanntlich über allem.

Meine ersten Studienmonate liefen fast genau nach diesem Schema ab. Ich weiß zwar heute nicht mehr, was mich dazu getrieben hat, dermaßen meine Bedürfnisse zu missachten, aber ich weiß, dass ich es damals einfach nur „geil" fand und davon überzeugt war, dass ich eines Tages einer dieser „Gewinnertypen" sein würde.
Bereits zu dieser Zeit geriet ich allerdings in eine schwierige Situation. Meine Freundin wollte mit mir Schluss machen. Ende des Jahres 2018 offenbarte sie mir, dass sie mit unserer Situation und mir in Aachen nicht glücklich sei und wir deshalb getrennte Wege gehen sollten. Ich weinte wie ein Schlosshund.

Das gab es in meiner Welt nicht.

Das wollte ich nicht und versprach, mich zu ändern und dass es in Zukunft anders laufen würde. Es war schrecklich für mich. Zum Glück blieb sie an meiner Seite und ich habe, um ehrlich zu sein, genauso weitergemacht wie vorher. In den Weihnachtsferien begann ich dann mit der intensiven Klausurvorbereitung. Ich spürte die Panik in mir, dass ich dieser Herausforderung nicht gewachsen sei, und war mir sicher, dass ich durch alle Klausuren fallen würde. Kampflos wollte ich mich diesem Schicksal allerdings nicht ergeben. So lernte ich weiter und weiter. Zusätzlich zu meinem normalen Lernpensum kamen nun auch regelmäßig Nachtschichten vor und ich verlor in dieser Zeit massiv an Gewicht. Die Klausuren kamen und ich war massiv unter Druck. Selbstzweifel und Ängste bestimmten meinen Alltag. Ich bestand jedoch jede meiner Klausuren, und dies sogar mit sehr guten Noten. Selbst das schwierigste Modul schloss ich mit Bestnote ab und hatte somit im Anschluss ein unbeschwertes Karnevalsfest. Ich feierte ausgelassen und war stolz, diese riesige Hürde, die ich niemals zu stemmen erwartet hätte, gepackt zu haben. Die Semesterferien waren ein Genuss für mich. Ich freute mich auf das neue Semester, und gleichzeitig konnte ich zuhause sein und regenerieren. Ich verbrachte viel Zeit mit meiner Freundin und baute eifrig an meinen Möbeln rum. Trotzdem galt in meiner Welt: Nach dem Semester ist vor dem Semester, und ich fing sobald wie möglich die Planung für mein zweites Semester an.

Jetzt hatte ich Druck.

Auf keinen Fall wollte ich meinen überragenden Notenschnitt jetzt wegwerfen, und ich legte mir die Messlatte noch höher, als sie ohnehin schon war. Denn auch nach meinen ersten Klausuren erinnerte ich mich, dass ich vor meinen Eltern stand und einfach nicht zufrieden war.
Meinem Perfektionismus war wohl auch ein (auf dem Papier!) bilderbuchreifes erstes Semester nicht genug.

Da sind diese völlig verschiedenen Facetten in mir, und plötzlich wird mir klar, ich bin ja ganz viele! Der liebenswerte Typ von nebenan ebenso wie der hilflose Kerl, der in seiner Pseudohärte nach außen auch mal unsympathisch sein kann. Da stecken also derart viele Gemütszustände in mir, dass sich alles in mir dreht. Abends sitze ich in einem Tränenmeer und frage mich, ob meine Träume noch erstrebenswert sind. Wie finde ich den Weg zu meinen Träumen zurück, und bin ich überhaupt noch meine Visionen? Haben die sich selbst überholt und ich muss von vorne beginnen? Morgens springe ich aus dem Bett und hinterfrage meine Wünsche niemals – her mit der Bestleistung und Vollgas.

Ich wollte performen, ich habe es getan. Ich sollte mich selbst lieben und habe dies nur über Leistung definiert. Habe ich mich dabei gefühlt? Wahrscheinlich nur in den vielen Momenten meiner unendlich vielen Tränen und Zusammenbrüche.

I won't be a rock star. I will be a legend.

Freddie Mercury

In Aachen kann man sich das ganze Jahr zwischen warmem und kaltem Regen entscheiden – so lautet zumindest ein kleiner Scherz. Das erste Sommersemester stand an und die Freude war riesig, endlich mal gutes Wetter in Aachen zu begrüßen. Zudem sah das Semester im Vergleich zum letzten relativ entspannt aus. Ich musste lediglich fünf Klausuren schreiben, obwohl es die sechs Module, die ich belegte, in sich hatten. Auch Thermodynamik, der „heilige Gral" des Maschinenbaus, stand in diesem Semester auf der Agenda. Obwohl die Klausur erst nach dem dritten Semester geplant war, überlegte ich, diese vorzuziehen und mir zu beweisen, dass das Studium schneller als in der Regelstudienzeit von sieben Semestern zu meistern sei. Zum Glück verwarf ich diesen Gedanken schnell und fokussierte mich mit meinem Ehrgeiz auf die restlichen Module. Da ich schon immer den Traum hatte, Rennfahrer zu werden, wollte ich in ein studentisches Rennteam eintreten. Hier konnten angehende Ingenieure erste Gehversuche im Rennsport wagen und ein eigenes Auto entwickeln.

Das wäre zu dieser Zeit genau mein Ding gewesen.

Leider passte das nicht in meine persönliche Studienplanung, denn sie ließ keinen Raum für solche „coolen" Dinge.

Nach wie vor lernte ich ohne Ende. Ich würde natürlich keiner von denen sein, die nie mehr in der Vorlesung auftauchten, da sie fachlich auf der Strecke geblieben waren. Alle, aber ich doch nicht.

Jede Übung, die ich besuchte, rechnete ich nochmal nach und ich versuchte mich bestmöglich für die anstehenden Klausuren zu wappnen. Nichtsdestotrotz war der Sommer für mich eine wesentlich bessere Zeit. Es war lange hell und ich besorgte mir einen kleinen Grill, den ich auf die Fensterbank stellte. Die Grillpartys, die dort stattfanden, sind bis heute unvergesslich. Jedoch schlich sich bei mir erneut ein ungewöhnliches „Ritual" ein. Ich hatte regelmäßig eine Kiste Kölsch in der Wohnung und begann, jeden Abend allein einen Jägermeister mit einem Bier zu trinken. Oft war es auch mehr als eins. Mir war dies aber herzlich egal und ich fand es als Absacker nach dem Essen sehr angenehm. Meine Freunde fragten mich auch regelmäßig, ob dies so gesund sei, aber ich ignorierte ihre Ratschläge und sagte, dass ich schon wisse, was mir guttäte. Oft eckte ich mit dieser Einstellung an und galt in vielen Situationen als zickig, da ich meist bei kleiner Kritik schon an die Decke ging und es mir schwerfiel, die Meinung meiner Kommilitonen zu akzeptieren. So entstand das Klischee des „jecken (verrückten) Eifler Landeis". Ein anderer Spitzname für mich war beispielsweise „Kontrollverlust-Luca", da ich gerne schon mal Panik schob, wenn die Klausuren näherkamen. Da ich oft gut über mich selbst lachen konnte, machte mir dies nicht viel aus und ich tat dies als normale Verhaltensweisen eines Studienanfängers ab.

Auch für meine Beziehung bedeute der Sommer einen regelrechten Aufschwung. Von den dunklen Wolken des letzten Winters war nicht mehr viel übrig. Ich hatte mehr Zeit und kam öfter in der Eifel vorbei. Bei einem meiner Heimatbesuche hatte ich einen regulären Hausarzttermin und mein Blutdruck wurde

gemessen. Eigentlich war dies eine Routineuntersuchung…
Plötzlich erschrak die Arzthelferin und verließ den Behand-
lungsraum. Ich wusste nicht so recht, was los war. Sie kam mit
einem Arzt zurück und sie verkündeten mir, dass ich einen Blutdruck von 166 (systolisch) zu 110 (diastolisch) hatte. Zunächst
erschrak auch ich und verlangte eine weitere Messung, welche
die vorherigen Ergebnisse jedoch noch einmal bestätigten. So
musste ich fortan täglich meinen Blutdruck messen und dieser
war regelmäßig über dem Grenzwert von 140 zu 90, womit ich
die Diagnosekriterien einer Hypertonie (Bluthochdruck) erfüllte. Das störte mich allerdings wenig und ich nahm ab September 2019 ein blutdrucksenkendes Medikament ein. Ab diesem
Zeitpunkt kamen viele Bekannte auf mich zu und rieten mir,
besser auf mich aufzupassen und einen Schritt kürzer zu treten,
da dies für einen jungen, fitten Mann doch eher unüblich sei. Im
Großen und Ganzen war mir aber auch dies egal und ich arran-
gierte mich mit der Einnahme meiner Medikamente und fühlte
mich mit meinem Messgerät wie ein alter Opa. Kurzum fing
mein Körper langsam an, mir erste Warnsignale zu senden, dass
ich dringend etwas an meiner Lebenssituation ändern musste.
Mein Magen begann kurze Zeit später auch zu rebellieren. Ich
vertrug das Essen in der Mensa mittlerweile nicht mehr und saß
oft mit Bauchschmerzen, Verstopfung oder Durchfall auf der
Toilette. Der Stress drückte wohl mittlerweile auf alle Körper-
bereiche, und auch während meiner oft auftretenden Panikattacken verkrampfte ich mittlerweile und bekam immer wieder
Bauchschmerzen. Generell fühlte ich mich häufig unwohl in
meiner Haut, aber ich veränderte nichts an meiner Lebenssituation. Wie denn auch? Ich musste funktionieren, sagte mein Ego,
das Herz und Seele scheinbar regelmäßig wieder in den Griff
zu bekommen schien. Wie damals begann ich, Empfindungen
wieder und wieder zu verdrängen.

Oder hatte ich ihnen jemals wirklich zugehört?

Äußerlich ungezähmt lief ich durchs Leben und ertappe mich gerade dabei, wie ich denke, dass das zweite Semester unbeschwert lief. Kann ein mittlerweile körperlich bedenklicher Zustand eigentlich unbeschwert sein? Natürlich nicht. An so einer Stelle zeigt sich im Heute, wie sehr die alten Muster noch in mir stecken. Wie eine zweite Haut. Ein Sprung zurück – die Semesterferien nutzte ich wieder, um meine Akkus neu aufzuladen. Des Weiteren fühlte ich mich in Aachen jetzt wesentlich wohler und der Sommer zeigte mir viele schöne Seiten des Studentenlebens. Nach dem Sommer kommt allerdings bekanntlich auch wieder der Winter.

Das dritte Semester galt als das härteste. Die Prüfungen in Thermodynamik, Mechanik 3, Mathe 3, um nur einzelne Beispiele zu nennen, die alle als ziemlich hart gelten, standen an. Da ich mir selbst nicht vertraute, war ich mir sicher, mich spätestens jetzt von meiner heißgeliebten Regelstudienzeit verabschieden zu müssen. Ich steigerte mich schon während der Semesterferien maßlos und ständig in die Angst vor den bevorstehenden Prüfungen hinein. So bereitete ich mich darauf vor, dass ich das kommende halbe Jahr am Schreibtisch leben würde. Das störte mich allerdings wenig, da man im Winter ja eh sonst nix machen konnte. Sport war für mich zu dieser Zeit eher Zeitverschwendung, und alles Andere könnte ich nächsten Sommer auch noch machen.

Back im „Power-Mode" gab ich also wieder Vollgas.

Meine Noten waren immer noch sehr gut und ich erhielt von der Uni eine Urkunde, dass ich zu den besten fünf Prozent meines Jahrgangs gehören würde. Damit war ich Teil von „Deans List!", sodass ich im weiteren Verlauf meines Studiums in meinen Talenten noch intensiver gefördert werden sollte und beispielsweise Angebote bekam, international renommierte Unternehmen kennenzulernen. Was für eine Auszeichnung! Im ersten Moment freute ich mich RIESIG. Das war wunderschön. Alle waren unfassbar stolz auf mich und mal wieder lag mir die Welt zu Füßen. Nach der Freude kam aber sehr schnell wieder der Druck.

„Ich muss diese Leistung im nächsten Jahr wiederholen!", dachte ich und ergänzte, dass ein Nichterreichen dieses Ziels ja schließlich eine Niederlage darstellen würde, und diese galt es in meiner Welt um jeden Preis zu verhindern. So legte ich mich mit gemischten Gefühlen und heftigen Bauchschmerzen ins Bett. Auf der einen Seite der Stolz auf meine Leistung und auf der anderen Seite dieser Druck, es wiederholen zu MÜSSEN. Winterzeit in Aachen, immer eine Herausforderung. Dies galt auch für meine Beziehung.

Erneut kriselte es.

So kam es kurz vor Weihnachten 2019 erneut zu einer Trennung. Bei einem Spaziergang in der Abenddämmerung äußerte Paula erneut ihre Bedenken bezüglich unserer Beziehung: „Du, Luca, ich glaube, wir haben uns auseinandergelebt und es ist für uns beide an der Zeit, getrennt nach vorne zu schauen." Sofort schossen Tränen aus meinen Augen und mein seelischer Schmerz war unbeschreiblich. Mal wieder brach meine Welt zusammen. Das konnte nicht sein. Das war keine Lösung. Ich heulte mir meine Augen aus dem Kopf und zündete eine Kerze in der Kirche an. Ich schwor mir, erneut zu kämpfen. Schwierige Gespräche folgten, aber dann die erneute Versöhnung.

„Puuuuuuuuuuh, das war knapp", dachte ich.

Zum Glück hatte ich es geschafft, meine Welt (noch!) zusammenzuhalten. Aber ich glaube, in dieser Zeit war mir bereits bewusst, dass ich so nicht mehr weitermachen konnte. Die Beziehung stockte, mein Körper sendete mir Warnsignale und ich stand unter massivem Druck. In der Zwischenzeit kamen Meldungen, dass in China ein neuartiges „Sars-Virus" entdeckt wurde. Da wurden glatt ganze Städte isoliert. Lächerlich, dachte ich und machte mich mit meinen Kommilitonen darüber lustig, dass die Chinesen jetzt anfangen würden, ihr eigenes Volk einzusperren. Für uns alle war undenkbar, was in Zukunft passieren würde. Auch erste Infektionen in Deutschland taten wir, wie vermutlich der Großteil von uns, als Panikmache ab und es war für uns klar, dass schon „nix Wildes" passieren würde. An der Uni lief auch alles normal. Karneval stand vor der Türe und bei den meisten stand Alkohol und Spaß auf der Agenda. Da ich am Rosenmontag meine Thermodynamik-Klausur vor mir hatte, hielt ich mich in diesem Jahr zurück und konzentrierte mich voll auf die Uni.

Nach Karneval wurde dann langsam der Kreis Heinsberg abgeschottet. An der Uni gab es plötzlich überall Desinfektionsmittel und es herrschte eine allgemeine Verunsicherung. Bei mir stand noch eine schwierige Klausur in Maschinengestaltung an. Diese sollte Ende März über die Bühne gehen. Für niemanden wären Absagen von Klausuren denkbar.

Das hat es NOCH NIE gegeben, außer vielleicht im Krieg.

Da mein Vater im Gesundheitswesen tätig ist, sickerten bei mir viele Informationen durch, und so vermutete ich schon relativ früh, dass es möglich sein könnte, dass wir so schnell keinen Hörsaal mehr von innen sehen würden. Das Unvorstellbare trat also ein.

LOCKDOWN und Uni geschlossen.

Weitreichende Maßnahmen schränkten das Leben von uns allen ein. Niemand hätte sich vorstellen können, dass die Weltwirtschaft plötzlich brachlag und keiner mehr reisen konnte oder dass sogar Ausgangssperren verhängt würden. Dazu kam die soziale Isolation. Ich fuhr glücklicherweise sehr zeitnah zurück in die Eifel und konnte so zumindest dafür sorgen, dass ich nicht ganz allein war. Trotzdem war es ein befremdliches Gefühl, meine Liebsten zu meinem und ihrem Schutz zu meiden. Abgesehen von meiner Freundin und meinen Eltern pflegte ich meine Kontakte nur noch online. Für ein/zwei Monate war das eigentlich auch ganz witzig, und da ich ständig in der Eifel war, bekam auch meine Beziehung nochmal einen kleinen Aufwind. Auch diese Katastrophenstimmung fand ich zunächst sehr amüsant und ich machte mir mit meinem Bruder manch lustigen Abend mit dem Lied „Hurra, diese Welt geht unter" und wir hatten eine ganz gute Zeit. Zeitweise durften wir Transferfahrten für den Malteser Hilfsdienst erledigen und fühlten uns wie Helden, die der Pandemie im Wege standen. Die Zeit ging ins Land und es herrschte Stillstand. Niemand wusste, wie es weiter geht. Uni? Daran war nicht zu denken. Online-Uni? Meine geliebte Ablenkung von mir selbst sollte digital stattfinden? Bei der Größe unserer Universität zu dieser Zeit undenkbar. Und bei meinem inneren Zustand erst recht. Naja, wird wohl wieder bald normal werden, dachten wir uns alle. Schnell verdrängen.

Doch es kam anders…

Mit zweiwöchiger Verspätung begann das vierte Semester tatsächlich vollständig online. Zunächst fand ich das großartig, da ich von zuhause studieren konnte und aufgrund der freien Zeitgestaltung wesentlich mehr Freizeit hatte. Doch bemerkte ich eines Abends beim Schreiben von BWL-Karteikarten, dass irgendetwas anders war.

Ich interessierte mich nicht für das, was ich da tat. Es war mir einfach egal. Die Klausur, vor der ich zuvor viel Angst hatte, war mir egal. Mein persönlicher Erfolg war mir egal. Meine Zukunft war mir egal. Ich war wie eine Maschine, die tat, was sie musste.

An diesen Abend erinnere ich mich noch heute. Er wird vermutlich im Mai 2020 gewesen sein. Dieses komische Gefühl verschwand allerdings schnell wieder und ich widmete mich wieder meinen studentischen Verpflichtungen. Da kam dann auch die zuvor erwähnte Maschinengestaltung-Klausur. Mitte Mai sollte diese nachgeholt werden, zusätzlich zum normalen Semesterpensum. Für diese intensive Zeit ging es für mich wieder nach Aachen und ich paukte, was das Zeug hielt. Gleichzeitig befanden sich Paula und mein Bruder in der finalen Abizeit. Einen Tag vor meiner Klausur fand eine kleine Feier statt. Es war wunderschön und wir freuten uns auf die Zeit, wenn auch die beiden nun das Kapitel Schule schließen würden, denn dann würde alles besser werden.

Am nächsten Tag schaffte ich meine Klausur und fuhr zufrieden wieder in die Eifel.

Das war GROSSARTIG! Ein Erfolgserlebnis!

Im Nachhinein bezeichne ich diesen Tag als den letzten, an dem der „alte Luca" eine Klausur abgelegt hat. Dazu später mehr…

Bist Du schon mal mit dem Kopf vor Beton gelaufen? So richtig herrlich davongerannt, dass danach eine Woche migräneartiger Kopfschmerz angesagt war – so in etwa fühlt es sich verbildlicht an, wenn ein Perfektionist und Strukturhansel wie ich versucht, in mentalen Breakdown-Phasen die Kontrolle zu bewahren. Ich kotze mich dann selbst an und werde meinem Umfeld gegenüber ziemlich herrisch. Gezeigt hat sich das schon sehr früh in meinem Leben.

Wer den Boden unter den Füssen verliert, greift nach dem erst besten Halt.

Anke Maggauer-Kirsche

Mein altes Auto, meine große Liebe: Meinen Opel Corsa C aus dem Jahre 2004 hegte und pflegte ich lange Zeit offensichtlich mehr als mich selbst. Folierung, liebevoller Umgang… nun ja, das volle Klischee halt. Ende 2019 durfte er dem Smart meiner Omi weichen, denn wenn ich eines noch nie brauchte, dann die Profilierung über Autos. 2020 hatte ich das Gefühl, dass es nun an der Zeit wäre, mir wieder ein eigenes Auto zuzulegen. Ein BMW sollte es sein und es wurde ein 1er. Unabhängigkeit und so. Gesagt, getan. Es war ein wunderschönes Auto.

Durch Zufall hatte mein Stiefvater einen Wagen ausfindig gemacht, der bei mir in Aachen direkt um die Ecke verkauft wurde. So ging ich am folgenden Tag sofort zum Termin mit dem Verkäufer. Wir verstanden uns auf Anhieb sehr gut. Er war ein absoluter Autoliebhaber und pflegte das Auto sehr gut. Genau das hatte ich gesucht. Schnell einigten wir uns auf eine Kaufsumme und ich hatte mein TRAUMAUTO! Ich freute mich wie ein kleines Kind und fuhr von morgens bis abends quer durch die ganze Eifel.

Das Leben spielt seltsame Spiele. Meine neue Freiheit in meinem neuen Auto durfte ich unter Einhaltung der Corona-Regeln zelebrieren – ebenso den Abiball von Paula und meinem Bruder. Und natürlich durfte ich Paula mit meinem Auto dorthin fahren und war stolz ohne Ende. Schöner als in einer Staatskarosse. Mancher Leser wird sich an dieser Stelle vielleicht wundern. Kann ein depressiver Mensch Freude an solchen Kleinigkeiten entwickeln? Zunächst mag ich den Begriff des depressiven

Menschen nicht sonderlich. Es gibt jene Narben auf der Seele, die sich in bestimmten Abschnitten und Episoden des Lebens deutlicher als in anderen Momenten zeigen. Jeder von uns hat Traumata erfahren, den einen hauen sie je nach Konstitution halt um, der andere kann sie ausblenden. Manchmal stelle ich mir die Frage, ob diese Fähigkeit des Verdrängens das Leben leichter macht. Oder fehlt es dann gleichzeitig an Tiefe im Leben? Ich werde es nie rausfinden, denn ich stecke mit Hochsensibilität mittendrin und kann nach den Zusammenbrüchen nicht mehr leugnen, was los ist. Aber zurück zur Ursprungsfrage nach der Fähigkeit zur Freude. Eins ist klar: Selbst in der Klinik, umgeben von vielen verschiedenen Formen psychischer Erkrankung, erleben Depressive wie jeder andere auch Momente des Glücks. Heiterkeit und Spaß sind vorhanden und zeigen sich in den kleinsten Dingen. Scherze werden gemacht. Ja, es darf gelacht werden! Und dann gibt es als Wechselbad der Gefühle die Momente, in denen man Freude empfindet und sich diese Sehnsucht nach Tiefe in den Empfindungen breitmacht. Man hat Spaß und gleichzeitig ist die Handbremse gezogen. Man steht neben sich und beobachtet, wie man Heiterkeit fühlen will. Zwar ist man nicht komplett down, aber ausgelassen beschwingt ist anders. So wie bei der besagten Abiturfeier. Wir feierten, machten wunderschöne Fotos. Mein Bruder wirkte ebenso gelöst und genoss sein Leben, nachdem er Anfang des Jahres 2020 auch eine schwere Zeit durchlebte. Doch bei aller Feierlaune fühlte ich mich merkwürdig, denn die Tiefe der Emotionen fehlte mir

Mein Magen machte sich mal wieder bemerkbar und mein Puls war unheimlich hoch. Ich bekam keinen Moment der Ruhe und verlor mich mehr und mehr in meinen Gedanken. Auch konnte ich mich gar nicht richtig mit Enrico und Paula freuen. War ich ein eiskaltes Arschloch? Ich musste mich doch für die beiden wichtigsten Menschen meines Lebens freuen können! Es schien mir alles sinnlos, denn „Abi hin oder her... Morgen ist doch ein

Tag wie jeder andere…", sagte meine innere Stimme zu mir. Auch der Spaß fühlte sich nicht echt an, alles war eher „maschinell". Da ich es ohnehin gewohnt war, extreme Gefühlszustände auszuhalten und diese als normal zu akzeptieren, war mir das egal. Ein Kontakt zu mir selbst oder ein achtsamer Umgang mit mir waren mir absolut fremd. So ignorierte ich erneut jegliche Warnsignale meines Körpers und so war es für mich einfach okay.

„Kopfschmerztablette nehmen und feeeeertig. Thema abgehakt", sagte ich zu mir selbst und war überzeugt davon, dass ein Arzt bestimmt ein Wundermittel gegen meine Beschwerden haben müsste.
Ich fühlte mich zwar wie ein Senior, aber meine Welt war ja „intakt". Ich leistete viel und war fleißig. Was sollte schon mehr zählen?
Diese Tatsache war die Grundlage meines Selbstwertgefühls. Kurz danach standen die Klausuren an und ich fühlte mich ganz gut vorbereitet. Ich war bei weitem nicht so übermotiviert wie in den vorigen Semestern und doch schien es gut zu laufen. Was etwas Verdrängung nicht so alles bewirken kann.

Vor den großen Prüfungen noch etwas Auszeit mit Paula. Wie konnte ich im Rückblick den inneren Kampf der vergangenen Zeit vergessen? War ich nicht bereits bei den Vorkursen innerlich kollabiert? So fuhr ich mit Paula nach Holland in den Urlaub zum Zelten. Noch nie waren wir so alleine unterwegs und ich versuchte mich darauf zu freuen. Eigentlich der Moment, in dem man das Zusammensein doch so richtig erwachsen genießen sollte. Oder? Aber die Emotionen fühlten sich einfach nicht mehr echt an. Liebe war es nicht so wirklich, eher Gewohnheit. Spaß hatte ich nicht, eher war es nur eine Abwechslung. Ein noch so schöner Urlaub kann nicht verbergen, dass etwas in der Luft liegt. Wir taten uns nicht mehr gut und es war keine emotionale Nähe mehr da. Wir stritten und beieinander zu sein fühlte sich nicht „richtig" an. Es war fast schon angenehmer, wenn wir nicht beieinander waren. Ich war mit mir selbst zu diesem Zeitpunkt absolut überfordert und schon als wir losfuhren, ließ unsere Kommunikation zu wünschen übrig: „Hey Luca, wir fahren allein in Urlaub! Ist das nicht toll? Wir beide, ein Wochenende und endlich sind wir wieder zusammen und können durchatmen.", versuchte Paula mir ans Herz zu legen, aber ich verstand nur „Urlaub" und „allein". Die restlichen Ausführungen kamen schon gar nicht mehr bei mir an. Dazu mal wieder Bauchschmerzen und ein ganz fieses Bauchgefühl.

Wenig überraschend ignorierte ich dies. Wie immer.

Noch heute ist es eine riesige Aufgabe für mich, mir diese Unachtsamkeit Paula und mir gegenüber zu verzeihen. Nicht, weil wir als Partner dazu geeignet wären, wieder zueinander zu finden, sondern, weil ich uns beiden Unrecht getan habe. Ich darf mir täglich dafür verzeihen, wie sehr ich die Signale meiner Seele missachtet habe. Fehlentscheidungen habe ich getroffen und richtig eine auf die Schnauze gekriegt.

Wir kamen zurück aus dem Urlaub und ich fokussierte mich auf die Klausuren und verdrängte die Geschehnisse. Ich stützte mich auf die schönen Momente in der Abendsonne, obwohl ich ausgerechnet die schönen Augenblicke des Urlaubs mit Paula kurz zuvor null wertgeschätzt hatte. Das sind diese inneren Kämpfe, die so seltsam sind. Auf und ab, heiß und kalt. Die Konsequenz war, dass Paula eine Woche später ein Treffen zunächst verweigerte und dann doch um eine Begegnung bat. Ich ahnte Böses, wollte davon aber nix hören. Mein Bruder versuchte mich bereits auf das, was kommen könnte, vorzubereiten.

Ich war nervös.

An einem Samstagmorgen im ohnehin chaotischen Sommer 2020 fuhr ich los. Der Bauch wusste schon lange, was kommen würde. Paula wartete auf mich und war gefasst, aber sehr traurig. Wir waren nun insgesamt dreieinhalb Jahre ein Paar und waren durch Dick und Dünn gegangen. Bei allen Problemen – und die gab es! – stützen wir uns. Wir witzelten gerne und prägten uns einander in dieser Zeit. Nun war es vorbei.

Sie machte Schluss.

Ich fing zu weinen an und brach regelrecht zusammen. Ich konnte es nicht glauben… Meine Welt ging unter. Sie war doch meine Freundin und irgendwann Frau. Wie sollte das überhaupt gehen, dieses Trennen?!?!?!!? Und dann schon wieder dieses Umswitchen in mir. Auf der anderen Seite war ich nämlich happy, da ich auch neugierig wurde und andere Erfahrungen machen wollte. So trennten wir uns mit dem berühmten lachenden und weinenden Auge.

Als Meister des Verkennens von Realitäten hatte ich nicht erwartet, dass meine Welt nun aus den Fugen geraten würde. Ich schlief nicht mehr und weinte von morgens bis abends, hing alle gemeinsamen Bilder ab, packte alte Sachen weg und der Liebeskummer fraß mich auf. Zeitgleich standen Klausuren an. Diese waren mir aber absolut sch***egal. Hatte ich keinen Bock drauf. Dies war sehr unüblich für meinen Perfektionismus. Ich begann zu googeln: Wie lange dauert Liebeskummer? Wann geht das vorbei? Kann man seine Ex zurückgewinnen? Googeln nahm bei mir einen zwangsähnlichen Zug an. Ich googelte immer zu diesem Thema – IMMER. Einen Erfahrungsbericht nach dem anderen verschlang ich, da diese mir immer Hoffnung gaben, dass auch andere Menschen diesen Weg gehen mussten und es geschafft haben. Zeitgleich schaffte ich es nicht, den Kontakt abzubrechen. Beinahe täglich rief ich Paula an und verstand die neue Realität nicht.

Wir sollten jetzt sowas wie Freunde sein?!

Das packte ich nicht und quälte mich von Tag zu Tag. Ich hatte soooo extreme Stimmungsschwankungen. Ich ging viel spazieren und fühlte mich im Großen und Ganzen einfach nur kacke. Meinen Mietvertrag in Aachen löste ich auch umgehend auf. In meiner Situation – und nachdem meine Mama mit meinem Stiefvater ein neues Haus bezogen hatte, in welchem ich mich nicht so wohl fühlte – entschied ich, vorübergehend bei meinem Papa einzuziehen. Mit letzten Kräften stemmte ich den Umzug mit meinem Kumpel Michael und richtete mir bei Papa ein kleines, aber feines Reich ein.

Es war echt schön eingerichtet. Aber wie sah es in mir aus? Eine einzige Gerüllhalde. Für mehr war in mir nichts übrig.

Mit dem Wegfall der Aachener Wohnung fiel mir auch ein Stein vom Herzen. Dies war längst überflüssig. Es war zwar schön dort, aber es war nur eine Zweckwohnung, die man halt zum Studieren haben musste. Aber dort „leben" und nicht dort zu „funktionieren", war für mich UNDENKBAR. Das wunderte mich immer wieder bei meinen Kommilitonen, denn die lebten in Aachen.

Ich existierte dort. „Ich bin halt anders…", redete ich mir ein.

Zwischen Umzügen und Liebeskummer lebte ich also so vor mich hin. Da, wo früher zwölf Stunden gelernt wurde, waren es nun maximal drei und ich erwartete nicht, dass ich alle sechs Klausuren schreiben beziehungsweise bestehen würde. Ich zählte Wochentage, um meinem Schmerz ein Ventil zu geben, und nicht lange nach der Trennung kam die erste Klausur in einem leichteren Modul. Ich fuhr zur Uni und kotzte mir die Seele aus dem Leib. Mein Magen war vor lauter Emotionen auf links gedreht.

Ich konnte mich nicht konzentrieren.

Es dauerte eine Stunde. Dann war es zum Glück vorbei. Ich hatte es geschafft!
Niemals hätte ich damit gerechnet, aber tatsächlich bestand ich die Klausur. Darauf war ich aufgrund der außergewöhnlichen Umstände sehr stolz. Die weiteren Klausuren verliefen ohne größere Ereignisse. Meine Noten waren zwar um einiges schlechter, aber das war mir ziemlich egal, denn ich lebte ohnehin zwischen Google, Trauer, Euphorie und Chaos. Nicht selten sprach mich Mama auf meine Gefühlsschwankungen an und war erstaunt über meine sich häufig ändernden Meinungen. So wollte ich eines Tages unbedingt wieder in der Eifel leben, um am nächsten Tag zu erklären, dass dies für mich niemals in Frage käme. Auch wollte ich auf keinen Fall allein sein. So suchte ich Nähe, ging aus und wollte krampfhaft Liebe in mein Leben „zaubern". Dies gelang mir jedoch nicht. Ich wollte Zweisamkeit und hasste dabei jeglichen Kontakt zur Welt draußen. Und den Kontakt zu mir selbst eh. Ich erwartete, dass mich andere mögen, empfand mich und andere jedoch als beschissene Zumutung. Gleichzeitig waren meine Liebsten mein einziger Halt.

Es war eine merkwürdige Zeit.

Ich versuchte mein Leid durch Fußball zu verdrängen und war fortan vier Tage in der Woche beim Training, dazu Fitnessstudio und immer weiter VOLLGAS. Mir war nur wichtig, dazuzugehören und gut auszusehen, um zu imponieren. Immer überfielen mich Gedanken an meine Ex-Freundin und ich schaffte es kaum ein paar Tage, den Kontakt abzubrechen.

So lief mein Leben über Monate.

Dazwischen waren weinen, Uni (zumindest zwei Stunden am

Tag) und der gute alte Alkohol angesagt, der sich auch mit in mein Leben schlich. Jeden Abend so zwei Bier waren nun normal, nach dem Training gerne auch mal mehr – und ich hatte fast jeden Tag Training! Am Wochenende gingen wir dann feiern. Ich trank viel zu viel und fand es auch in gewisser Art und Weise cool. Ich merkte gar nicht, wie sich in mir etwas verselbstständigte, und tat dies alles als normale Trennungsphase ab. Im Internet fand ich immer wieder Erfahrungsberichte, die mir diese Interpretation bestätigten.

Nach etwa acht Wochen des völligen Chaos entschied ich mich, einen Heilpraktiker aufzusuchen, der mich bereits 2011 nach dem Tod meines Opas begleitete. Ich kam dorthin und er faselte etwas von: „Überleg dir, ob deine Studienwahl für Dich richtig ist" oder „Horch mal in Dich hinein, bist Du wirklich glücklich?" Ich dachte mir meinen Teil, nahm brav die von ihm verschriebenen Medikamente und erwartete in einer Form egoistischer Dominanz, dass ich bis zum darauffolgenden Termin in sechs Wochen wieder der Alte wäre und er mich auf der Stelle „heilen" würde.

In der Zwischenzeit probierte ich verschiedene Meditationsübungen für Seelenheilung oder betäubte mich weiter mit Sport und Alkohol. Auch belebte ich alte Freundschaften aus der Schulzeit neu und versuchte mir die Zeit so angenehm wie möglich zu gestalten.

Doch das Kind war bereits in den Brunnen gefallen.

Meine Klausuren bestand ich zwar, aber mehr als ein Schatten meiner selbst war ich schon lange nicht mehr. Da half auch kein „Geh mal an die Sonne" oder „Die Zeit heilt alle Wunden". Zu dieser Zeit wurde meine Oma Helga eine meiner engsten Vertrauten. Sie hat selbst im Leben viel durchmachen müssen und nahm zum ersten Mal Worte wie Depression oder Selbstfindung in den Mund, was ich jedoch vehement ablehnte.

„NEIN, OMA, ICH BIN DOCH NICHT VERRÜCKT!",
schrie ein Teil von mir mit lauter Stimme und blockte jeden
Gedankengang in diese Richtung ab.

Es heißt, wir Menschen sind soziale Wesen, und mein eigener
Lebensweg bestätigt dies. Eingebettet in eine Community konnte ich die schlimmsten Momente meines Lebens überstehen,
während ich gleichzeitig alles, was atmet, beinahe gehasst habe.
Nachfragen, unbeholfenes Rumgeeiere und Fürsorge, die mich
immens getriggert haben. Menschen – auch meine Familie – haben mich tierisch angekotzt und waren doch gleichzeitig meine
Art Faktor der Stabilität. Dieses Paradoxon aus geliebt werden
wollen, Liebe ablehnen, aus tiefen Herzen lieben und sehnen –
ein ewiger Tanz der Seele. Auch dies ist Depression. Wie könnte
ich meinen Liebsten den Vorwurf machen, dass sie mir nicht
helfen konnten? Ich selbst war ja restlos unfähig, etwas für mich
und meine Seele zu tun oder zu wissen, was tut mir denn überhaupt gut. Wenn ich nicht mehr weiterweiß, wie sollten denn
meine Eltern oder mein Bruder wissen, was zu tun ist, wenn eine
Krankheit meiner Seele in das Familienleben kracht? Niemand
kann jemals vollständig in die Seele des Anderen sehen, erst
recht nicht, wenn sich ein depressiver Mensch versperrt. Auch
wenn uns Mitgefühl und absolutes Verständnis gesellschaftlich
als Bild von Liebe und Inbegriff von Familie verkauft werden:
Es ist in gewissen Situationen für alle Seiten Bullshit. Wendet
man sich nach innen und kämpft alleine, kann auch die Sippe
nur zuschauen und ihr Bestes geben, was im Falle seelischer Erkrankungen das Gefühl von Halt und Geduld ist.

Nicht das Beginnen wird belohnt, sondern einzig und allein das Durch-halten.

Katharina von Siena

Sechs Wochen später saß ich bei meinem Heilpraktiker und gestand ihm, dass ich mich noch gar nicht genesen fühlte. Ich hatte immer noch Liebeskummer und mein Leben war eine einzige Achterbahnfahrt. Er entgegnete, dass ich viel Zeit bräuchte, da ich in meinem Leben noch nicht gelernt hatte, zu leben. Bisher hätte ich lediglich gelernt, perfekt zu funktionieren.

So erklärte er mir meine Verhaltensmuster in Beziehungen und Studium. Ich gab IMMER alles, achtete aber nie auf meine Grenzen und sorgte so regelmäßig für völlige Überforderung meines Körpers und Geistes. Da Schwächen mich aber nur noch mehr anspornten, ließ ich das Gefühl von Überforderung nie zu, sondern nahm dies als Treibstoff, um noch mehr zu leisten. Er prophezeite mir schon jetzt, dass ich womöglich Jahre brauchen würde, um meine Verhaltensmuster und Glaubenssätze aufzuarbeiten und danach als „neuer Luca" MEIN Leben gestalten zu können. Zu dieser Zeit konnte ich damit aber noch nicht viel anfangen und konzentrierte mich lieber auf anstehende Feiern oder Fußball. Was bildete sich der Spinner eigentlich ein? Nach nunmehr drei bis vier Monaten seit der Trennung hatte ich immer noch extrem starken Liebeskummer. War denn keiner in der Lage, mein Leid zu verstehen? Ein Leben ohne Paula war für mich keine Option. Ich glaube, meine Freunde und Familie müssen in dieser Phase ein echt starkes Nervenkostüm gehabt haben.

Immer wieder fing ich mit derselben alten Leier an und war mir sicher, dass wir nur etwas Zeit bräuchten, und dann würden wir wieder zueinander finden. Wir waren schließlich füreinander gemacht. Nun ja, das sei mal so dahingestellt. Ich lebte weiter bei meinem Papa, und das war für mich echt ganz nice. Wir frühstückten morgens regelmäßig zusammen und ich glaube, wir beide genossen es wirklich, einmal so viel Zeit miteinander teilen zu dürfen. Das hatten wir beide in unserem Leben noch nie in dieser Art und Weise gehabt. Außerdem konnten wir schon immer sehr gut miteinander sprechen, sodass wir uns gegenseitig gut weiterhelfen konnten. Denn auch für Papa ist diese Phase im Alter von 52 ein Umbruch. Er reflektiert viel über sein Leben und darüber, wie er dieses weitergestalten möchte. Und in Bezug darauf sind wir, glaube ich, enger zusammengerückt denn je, auch wenn wir trotz unserer unverkennbaren Ähnlichkeiten (auch optisch) ganz anders denken und funktionieren. Papa war und ist ein rationaler Mensch. Er versucht stets, über Pro- und Contra-Entscheidungen abzuwägen, und schafft es so, vor allem im beruflichen Umfeld eine einzigartige Professionalität an den Tag zu legen. Gekoppelt mit seinem beneidenswerten Idealismus, schafft er es immer wieder im Rahmen seiner Arbeit bei einer Hilfsorganisation, den Schwächeren eine Stimme zu geben. Ich würde so weit gehen, zu behaupten, dass Papa seine Berufung in der Rettung von Menschen gefunden hat. Er geht stets mit einem Lächeln zur Arbeit und ich schaue wirklich zu ihm auf und wünsche mir, eines Tages auch eine solche Lebenseinstellung entwickeln zu können.

Aber das geht nur über MEINEN Weg.

Ich bin nämlich sensibel und empfinde Gefühle unfassbar stark. Ich kann nicht so gut rationalisieren. Ich möchte es auch nicht und liebe Spaß und Ausgelassenheit. Ich brauche Herausforderungen und in manchen Situationen auch mal den Kick des Risikos und der Gefahr. Mein Gehirn funktioniert zudem auch einfach anders, als das bei den meisten Menschen der Fall ist. Ich würde es mal mit einem Kampfjet vergleichen wollen. Diese Jets haben eine unheimlich hohe Performance, können aber mit Sicherheit keinen komfortablen Langstreckenflug durchführen.

So geht es mir auch. Ich brauche maximale Leistung und Perfektion, um zufrieden zu sein, und liebe das genaue und akribische Arbeiten. Dies fordert allerdings unfassbar viel Energie. Häufig gerate ich so in Zustände der Überreizung und komme vor lauter Gefühlen und Eindrücken nicht mehr mit mir klar. Dies ist typisch für einen hochsensiblen Menschen. Schafft man es, diese Eigenschaft als Begabung zu sehen, ist man in der Lage, kreative Dinge zu erschaffen, und ich habe gelernt, dass es definitiv möglich ist, eine Stärke daraus zu machen und dass man bei richtiger Förderung unheimlich viel erreichen kann.

ABER man hat viel Verantwortung für sich selbst, denn als hochsensibler Mensch hat man einen wesentlich höheren Energiebedarf, muss zwingend gut auf sich aufpassen und sich ein sicheres Fundament im Leben bauen.

Um mein Gefühlserleben erneut mit einer Metapher zu verdeutlichen, möchte ich eine Aussage meines Bekannten Alex hier einmal kurz wiedergeben: „Luca, Du wirkst manchmal wie der schnellste Sportwagen, dem man Fahrradbremsen verbaut hat. Du kannst unheimlich schnell fahren und dies kontrollieren, aber stehenbleiben oder bremsen, das kannst Du nicht." Über diese Aussage musste ich lange nachdenken, und mir ist klar geworden, dass sie wirklich wahr ist. Meine Aufgabe besteht also darin, mir eine vernünftige „Bremsanlage" im Gehirn einzubauen. Dann könnte ich bestimmt gut mit meiner Begabung leben.

In dieser Zeit im Herbst 2020 wurde Papa und mir glaube ich immer mehr bewusst, dass eine Zeit des Umbruchs anstand. Ich ließ plötzlich wesentlich mehr Anteile meiner Persönlichkeit zu und langsam wurde es „interessant". Phasenweise hatte ich ein ausgeprägtes Selbstbewusstsein und das Gefühl, dass das Leben ja soooooo schön ist, wenn man einfach nur man selbst ist.

Blöd nur, dass ich zu diesem Zeitpunkt gar keine Ahnung hatte, wer ich selbst bin. Und deutete meine Seele in aller Tiefe an, wer und was ich bin, wollte ich schreiend vor mir weglaufen. Weg, so schnell die Beine tragen. Aber wie läuft man vor sich selbst davon, wenn man aufgrund von Hochsensibilität vor allem sich selbst am stärksten spürt?

Was für ein Trugschluss, wenn der Mensch meint, alles unter Kontrolle zu haben...

Steffen Albers

November 2020: Begriffe wie der „Wellen-brecher-Lockdown" oder irgendwelche hochgefährlichen Virus-Mutationen beherrschen die Medien. Obwohl Corona immer noch präsent war, hatte man im Sommer phasenweise doch einen entspannten Umgang damit erreicht, und es schien oft so, als wäre der Spuk nun vorbei. Ich bekam zu Beginn meines mittlerweile fünften Semesters meine vier Weisheitszähne gezogen – zwei gruselige Wochen. Suppe schlürfen, dicke Backen und Schmerzen wären wohl eine Zusammenfassung dieser Zeit. Aber das war das kleinste Problem, denn psychisch ging es mir zunehmend schlechter. Für die Welt war der Lockdown neu, für mein Inneres schon längst ein erprobtes Muster.

Durch meine „verschriebene" Ruhe und damit einhergehender Sport- und Alkoholpause ging es mir echt kacke. Ich weinte viel und fragte mich in meinem knallharten Entzug von allem, was mit mir los sei. Naja, ich dachte, ich bräuchte einfach nur etwas Erholung von der harten Liebeskummer-Zeit… Und ausgerechnet in diese Phase kam dann noch der zweite Lockdown. Er sollte eine reine Vorsichtsmaßnahme sein, um ein schönes Weihnachtsfest zu ermöglichen. Ich lag in Papas Armen und weinte bitterlich. Das bedeutete: keine Treffen mit Freunden, keine Partys, kein Fußball und kein Fitnessstudio. Zum ersten Mal kamen mir so merkwürdige Fragen nach dem Sinn: Warum sollte ich mir das antun? Wofür mache ich mein Studium? Was bringt mir Geld? Ist das Leben echt so ein Trauerspiel?

Ich war einfach überfordert und verlor meinen letzten Hauch

Leichtigkeit. Nur noch Grübeleien oder Sinnfragen – und konzentrieren konnte ich mich auch nicht mehr. Das, was einst meine schärfste Waffe war, richtete sich gegen mich selbst: mein Verstand.

Mein Studium war mittlerweile eine reine Pflichterfüllung geworden. Unter größter Mühe saß ich am Schreibtisch und schaffte es irgendwie, das Pflichtpensum zu erfüllen. Mein Heilpraktiker wurde langsam deutlicher und deutete bereits an, dass es vielleicht hilfreich sei, mich mal auf mich zu konzentrieren und das Studium sausen oder ruhen zu lassen.

Das kam für mich aber nicht in Frage, denn Klausuren waren für mich der „heilige Gral". Nur in dieser Leistung konnte ich abliefern und mich noch für irgendetwas nützlich fühlen. Was hatte ich denn sonst schon? Ohne regelmäßige Leistungsbestätigung war ich doch eine NULL! Dazu das ohnehin nicht existente Selbstwertgefühl durch die Trennung, welche meine ganze Welt aus den Fugen geraten ließ. Ich teilte meine Tage neu ein, da ich einfach nicht mehr konnte und mit aller Macht versuchen wollte, meinen Erfolg wiederherzustellen. Morgens eine Vorlesung, nachmittags eine Übung und mittags Laufpause sowie Mittagessen, so wollte ich nun mein Pensum packen.

Jeden Tag überkamen mich regelrechte Weinattacken. Meistens so um 11 Uhr vormittags und ich ging mit dunklen Gedanken der Sorte, dass ich nichts wert sei, dass ich versagt hätte, dass ich niemals etwas erreichen könne, laufen.

Schließlich zog ich wieder zu meiner Mama. Dort wohnte auch mein Bruder, sodass er und ich zusammen mit meiner Oma Hedwig eine Art „WG" bildeten. So hatte ich wieder mehr Abwechslung in meinem Leben. Doch es änderte nichts an der Tatsache, dass es mir scheiße ging und ich mich in diesem Haus einfach nicht wohlfühlte.

Mein Bruder arbeitete nun täglich neun Stunden in einem Corona-Testzentrum – eine reine Utopie für mich. Es war wohl etwa Anfang Dezember. Für mich war es undenkbar, einen solchen Kraftakt leisten zu können. Mein Studium bestand nun auch mehr aus Lösungs-Abschreiben und körperlicher Anwesenheit in Online-Calls.

Die Welt war plötzlich so grau.

Egal, ob die Sonne schien oder nicht, beim Spazieren, beim Studieren, einfach bei Allem war es GRAU und DUNKEL. Diesen Graufilter kannte ich nicht.
„Der MUSS weg! Das geht so nicht! Das will ich nicht!", schrie das innere Kind in mir. Ich fühlte mich, als hätte ich die Kontrolle verloren.

Das schlimmste, das ich mir hätte vorstellen können:
Ich kontrollierte meine Situation nicht.

Ich war Passagier und gezwungen, die Situation anzunehmen. Bis heute macht mir der Kontrollverlust riesige Angst. Das ist einer der Hauptbestandteile meiner Therapie: zu lernen, dass man nicht immer alles kontrollieren kann.

Niemand weiß, was er kann, bevor er's versucht.

Publilius Syrus

Natürlich bemerkte mein Vater zunehmend, dass ich abrutschte, und so überlegten wir gemeinsam, wie wir meine Lebenssituation verbessern könnten. Wie beinahe niedlich das heute alles erscheint.

Neben dem Haus meiner Patentante haben wir eine „Ranch". Dort steht ein Traktor, und schon als Teenager hatte ich dort viel Spaß mit Partys und ausgelassenen Abenden. Es ist ein schöner Ort. Auf einer Seite der Ranch steht Papas Traktor. Für die Interessierten: ein Deutz D4005 mit Frontlader, ein alter und wunderschöner Traktor. Der Mann meiner Patentante ist KFZ-Mechaniker und kümmert sich regelmäßig um die Instandhaltung dieser und weiterer Maschinen. Da ich mehr und mehr merkte, dass ich mich anderweitig beschäftigen musste, begann ich, mich regelmäßig mit ihm zu treffen und gemeinsam mit ihm regelmäßig Wartungsarbeiten durchzuführen. Plötzlich bekam mein Papa einen Anruf von einem Bekannten. Er wollte seinen Deutz D30 Traktor verkaufen. Bereits vor Jahren hatte Papa Interesse an diesem Exemplar. Er rief mich an und fragte mich, ob ich Interesse hätte, dass er mir diesen kauft und ich mich um die Restauration kümmere. Ich war verunsichert, ja sogar überfordert. Niemals traute ich mir zu, den Traktor zu restaurieren. Er war in einem miserablen Zustand. Er lief nicht richtig und alles war voller Schmutz, Dreck und Schlamm. Die Karosserieteile waren teilweise von Löchern übersät.

„OHHHH GOTT. Papa würde viel Geld bezahlen", verzweifelte ich mal wieder innerlich. Der innere Druck stieg bis ins Unermessliche, obwohl Papa mir immer wieder positiv zuredete und es ihm ganz wichtig war, dass ich diese Möglichkeit völlig stressfrei in Erwägung ziehen solle. Das war für meinen Perfektionismus allerdings keine Option.

Nein. Entweder perfekt oder gar nicht.

In meinem Selbstverständnis war ich ohnehin ein absoluter Versager. Nicht mal ein Studium würde ich vernünftig zu Ende bringen können. Trotz Verunsicherung sagte mir mein Gefühl, dass ich es wagen solle. So sagte ich Papa zu und wir schleppten den kleinen Traktor bis zu unserer Ranch. Sofort rödelte mein Kopf: „Paar Tage Demontage, paar Tage Wiederaufbau. In vier Wochen fertig. DRUCK. Kein Spaß." So war meine Realität, und dies abzulegen, fällt mir heute noch sehr schwer. In meinem Kopf ist regelmäßig Turbo. Geduld oder „mal langsam machen" ist (noch) nichts für mich. Noch studierte ich, zudem ging ich Abends nun jedoch zu meinem Traktor und beschäftigte mich damit. Dies gab meinen Sinnfragen sogar teilweise wieder frische Antworten, und für einen Moment schien ich mich zu stabilisieren. Mithilfe des Mannes meiner Patentante war der Traktor schnell in seine Einzelteile zerlegt, und trotz eisiger Temperaturen befreite ich ihn sorgfältig von Schmutz und Dreck. Relativ schnell fanden wir die Ursache dafür, dass der Motor nicht richtig lief. Wir säuberten den gesamten Motor und ich restaurierte den Tank und die Dieselschläuche.

Mit meinem Eifer schaffte ich es, schon vor Weihnachten 2020 ohne Motorhaube über die Straße zu knattern und bei meinem Papa vorzufahren. Eigentlich eine super Sache. Er war stolz ohne Ende und umarmte mich ganz fest.

Doch ich begann zu weinen. Alles war so grau.

„Das war nichts Besonderes!", sagte dieser komische Dämon in mir. Er ergänzte, dass sowieso jeder diese Leistung erbringen könnte. Diese verzerrte Wahrnehmung kannte ich schon aus dem Studium. Ich wunderte mich immer über „die Dummheit" meiner Kommilitonen, die Klausuren nicht mit einer eins abschlossen oder sogar durchfielen. Nie kam mir in den Sinn, dass ich mich nun mal sehr bemühte oder auch einfach talentiert sein könnte. Nein, die anderen waren einfach „nicht fähig". So fuhr ich mit meinem Traktor sichtlich verwirrt über die Straßen und verzweifelte.

Ich war überfordert mit mir.

Keine Ahnung, was abging. Mich überraschten immer häufiger Panikattacken und Ängste. Ich fühlte mich ständig unwohl und katastrophisierte so ziemlich jeden meiner Gedankengänge. Vor lauter Angst wollte ich eine Zeit lang nicht mehr schrauben, da ich dabei regelmäßig meine Arbeitsschritte fast zwanghaft kontrollierte, um ja keine Fehler zu machen. Mein Kopf machte nämlich beispielsweise aus einem harmlosen Loch im Auspuff schnell eine Explosion des Traktors, und dann war die Panik wieder da und ich begann zu schwitzen.

Da ich es zu dieser Zeit noch nicht besser wusste, fing ich an, alles zu vermeiden… Dieses Vermeidungsverhalten ist langfristig leider eine Falle.

In den schlimmsten Momenten meines Lebens habe ich verzweifelt versucht, Lösungen zu finden. Ich habe mir Fragen gestellt, was ich erreichen will. Zu welchem Zustand will ich gelangen und was soll ich sagen? Ich bin kläglich daran gescheitert, denn Antworten gab es keine. Und was habe ich getan? Als Ordnungsfanatiker habe ich mir die Fragen nach meinem Wohin und Warum kontinuierlich weiterhin gestellt. Auch wenn es keine unmittelbare Antwort gab, war die Sehnsucht nach Ordnung und innerer Stabilität immer mein Hoffnungsträger und Anker. Die Kontinuität hat mir am Ende auch geholfen, auch wenn sehr viele sehr dunkle Tage einfach schwarz blieben. Versuch und Sehnsucht waren immer da – dies macht mich heute extrem stolz!

Weihnachts-zeit! Wer spricht von Segen? Überstehen ist alles!

Rainer Maria Rilke

Abgesehen von den oben beschriebenen Symptomen hatte ich schon einige Zeit Schlafprobleme. Ich konnte nicht mehr einschlafen und Durchschlafen wurde zum absoluten Ding der Unmöglichkeit. Oft wälzte ich mich grübelnd von links nach rechts und hatte keine Chance, diesem Kreislauf zu entkommen. Auffällig dabei war, dass die schlimmste Nacht meist die von Samstag auf Sonntag war, sodass ich sonntags meist ein völliger Schatten meiner selbst war.

In unserem Haus gibt es einen Sessel mit Seeblick. In diesem saß ich in diesen Momenten immer häufiger, und auch Mama bemerkte mehr und mehr, dass ich in persönlichen Schwierigkeiten steckte. Das war wohl auch die erste Zeit, in der ich überlegte, mich in eine psychiatrische Einrichtung einzuweisen.

Ich wusste nicht, was mit mir los war. Ich war absolut überfordert.

Mein Alltag war eine reine Tortur. Noch studierte ich, dann ging es aber mit großen Schritten auf Weihnachten zu. Da war eine Woche studienfrei. Ich atmete auf. Endlich Pause, Entlastung und Kräftesammeln hatte ich erwartet. Dem war jedoch nicht so…

Ich war bei meinem Heilpraktiker und er bat mich erneut, darüber nachzudenken, ob das Absolvieren der Klausuren überhaupt sinnvoll sei. Mittlerweile schlichen sich sogar erste Suizidgedanken in mein Leben ein. Die Sinnfragen waren erdrückend. Nichts ergab Sinn und ich war allein. Ich konnte nicht schlafen und Müdigkeit war somit ein Dauerzustand.

Am Wochenende die Akkus aufladen? Fehlanzeige! Die innere Anspannung war kaum auszuhalten. Studieren? Warum? Für Geld? Für meine Zukunft? Was für eine Zukunft? Ich hatte echt keinen Bock mehr.

Nur Googeln, das ging immer und half mir in dunklen Stunden, besser mit meinen Gedanken umzugehen. Doch ich wusste, es konnte und sollte so nicht weitergehen. Mittlerweile stand Weihnachten vor der Tür. Ich erinnere mich gut, dass ich Ende November mit Papa wandern war und ihm versicherte, dass bis Weihnachten wieder alles gut sei. Er warnte mich schon damals und sagte mir, dass dies eher unrealistisch sei – so kam es auch. Kurz vor den Feiertagen noch eine kleine familieninterne Feier. Wir tranken viel und feierten ausgelassen. Ich plante des Weiteren, mit einem Freund ein kleines Boot zu kaufen, was zum Hauptgesprachsthema des Abends wurde. Der Abend eskalierte förmlich und wir alle gingen schwankend in unsere Zimmer. Und ich wurde so WÜÜÜÜÜTEND. Ich wollte Paula zurück! Dort, wo in den Jahren zuvor ein schönes Bild von ihr hing, war nun ein Bild von einem Rennwagen.
Ich riss es von der Wand und weinte ohne Ende. Es landete in meinem Fernseher. Der musste an diesem Abend leider dran glauben…

Am nächsten Morgen wurde mir das Ausmaß meiner Wut bewusst. Ich war schockiert. Ich vertrug zwar nie viel Alkohol, aber aggressiv bin ich definitiv noch NIE geworden. Dieses komische Etwas in mir schien mich echt zu verändern. Normalerweise schaltete sich mein Kopf in brenzligen Situationen ein, aber jetzt waren Schmerz, Frust und Wut stärker. Gegen diese Übermacht hatte ich keine Chance. Glücklicherweise passierte mir ein solcher Wutausbruch nur unter Alkoholeinfluss. Sofort entschied ich, fortan keinen Alkohol mehr zu trinken, bis es mir besser ginge.

Weihnachten nahte und ich war völlig am Ende. Ich hatte zwar Antrieb, aber alles, was ich tat, musste unter regelrechtem Zwang durchgeführt werden, da ich keinerlei Sinn darin sah. Nun war also Heiligabend, ohne den Besuch der Christmette, Corona sei Dank. Die Atmosphäre war merkwürdig. Es war sehr bedrückend und niemand hatte dieses wohlige, angenehme Weihnachtsgefühl.

Am zweiten Weihnachtstag trafen wir uns mit meiner Patentante und ihrer Familie. Das war plötzlich ein gigantischer Kraftakt für mich. Ich hatte das Gefühl, es nicht wert zu sein, dort zu sein, da die anderen anwesenden Personen alle kerngesund schienen und ich mich wie ein Exot fühlte.

…„Weihnachten. Ohne Paula. Was soll das alles? Worin besteht überhaupt noch Sinn? Erneut sitze ich inmitten von Menschen und bin isoliert. Abgetrennt beobachte ich die Welt wie durch Milchglas. Ich kann nicht mal beschreiben, was für mich schlimmer ist. Die Isolierung außen oder meine innere. Wie kann ich an mich herankommen? Nein, ich werde nicht irre – den letzten Funken in mir lasse ich nicht verkommen. Noch heute erinnere ich die inneren Monologe, die grausamen Schreie in mir. Nach außen blieb ich die meiste Zeit jedoch stumm.

Auch war die Anwesenheit vieler Menschen für mich mittlerweile zum regelrechten Spießroutenlauf geworden. Ich konnte die Lautstärke nicht ertragen, die innere Anspannung nicht aushalten und das Gefühl, dass mir jemand etwas anmerken könnte, machte mich zusätzlich fertig, da ich meine innere Zerrissenheit und Verzweiflung stets verschleiern wollte. Obwohl mein Opa Gregor aufgrund schwerer Depressionen fast fünf Jahre im Keller gelebt hatte und fast nur vor sich hinvegetierte, war es mir fast unmöglich, mich zu öffnen. Es war mir peinlich.

Ich, der es Allen zeigen wollte, konnte doch nicht am Boden liegen. Nein, das ging nicht – keine Chance. „Ist eh nur eine Phase.

Mit ein bisschen Urlaub und Ausruhen bin ich in null Komma nix wieder aufm Damm.", fantasierte ich mir zusammen.

So verging Weihnachten und die graue Wolke zog sich zu. Sie wurde immer undurchsichtiger und sorgte bei mir für immer mehr Ratlosigkeit. Auch die Tatsache, dass ich mit Willen und Kampf nicht dagegen ankommen konnte, machte mich RASEND. Das war mir unbekannt.

Mit Fleiß und Ehrgeiz konnte ich nach meinen Vorstellungen schließlich fast alles richten und beeinflussen. Das war hier nicht mehr drin und machte die ganze Situation nicht weniger einsam und schwierig. Dazu kam, dass mein ohnehin nie wirklich vorhandenes Selbstwertgefühl nun völlig zerstört war und es mir unmöglich schien, einen Ausweg zu finden. Einzig die Gespräche mit meiner Oma Helga und die Termine bei meinem Heilpraktiker sorgten dafür, dass ich hin und wieder ein paar Lichtblicke hatte und eine Perspektive sehen konnte.

Nach Weihnachten kommt bekanntlich Silvester. Eigentlich war eine kleine Sause geplant, das gab allerdings dank Corona nix. So traf ich mich mit meinem Freund Marius zum Fondue und gemütlichen Beisammensein. Ich wollte ein letztes Mal „die Sau rauslassen" und noch ein letztes Mal richtig saufen. Gesagt, getan.

Schon um 1 Uhr war ich betrunken, nicht mehr so ganz bei Sinnen und rasch schlief ich ein. Und dann wurde ich wach, um etwa 4 Uhr morgens. Ich war völlig durchgeschwitzt und weinte. Ich wusste wieder nicht, wie mir geschah. Ich vermisste Paula und konnte meiner Trauer kein Ventil geben. Ich heulte und vergoss Träne um Träne. Der nächste Tag war vor lauter innerer Anspannung mal wieder nicht auszuhalten.

Frohes Neues!, dachte ich mir.

Ich besuchte ein paar Familienmitglieder und meine Oma Helga und ich waren uns einig, dass das Jahr 2021 für mich besser werden würde, nein, sogar werden müsste.

2020 war mit Corona und meiner Trennung im Sommer für mich das bisher schwierigste Jahr meines Lebens und ich war mittlerweile ziemlich ins Schwanken geraten.

Houston, we have a problem.

Jack Swigert

Ein weiterer Termin bei meinem Heilpraktiker, diesmal nur per Telefon. Anders als zuvor sehe ich ein, dass ich Zeit und Ruhe benötigte, um mein Leben aufzuräumen, und cancelte alle meine Klausuren, was für mich fast einem Gesichtsverlust gleichkommt.

Aber ich war stolz, dass ich auf mich Rücksicht nahm und einsah, dass der Weg nicht mit noch mehr Zwang und Druck zu gehen war. Ich widmete mich nun voll meinem Traktorprojekt, eine neue Form von Zerstreuung und Beanspruchung, die mir guttat. Keine kognitive Anstrengung, etwas mit handwerklichem Geschick aufzubauen und zu erschaffen. Ich begann damit, den Traktor wieder zu zerlegen, um nun die Karosserieteile zu restaurieren. Die größte Baustelle waren hierbei die Kotflügel. Diese mussten zurechtgebogen und Löcher zugeschweißt werden. Mal wieder meldete sich mein krankhafter Ehrgeiz und ich vergeudete mehr Zeit mit der Planung meiner Arbeitsschritte als mit der tatsächlichen Arbeit. So wurde aus dem „Spaßprojekt" Traktor auch wieder die reinste Pflichtveranstaltung.

Wenn ich morgens in unsere kleine Werkstatt fuhr, tat ich dies nur, um mein Gewissen zu beruhigen und nicht den ganzen Tag im Bett zu verbringen. Dann setzte ich mein Tagesziel fest und erstellte meine To-do-Liste. Natürlich war diese wie ein Zwangskorsett. Bis abends wollte ich schließlich immer alles abgearbeitet haben.

Freude über getane Arbeiten hielt sich in Grenzen. Nein, sie war nicht existent.

Ich lief um die frisch lackierten Teile, fand immer wieder einen Makel und machte mich runter, dass ich an dieser Stelle nicht gut genug aufgepasst hätte. So hatte ich zwar Abwechslung und

sorgte dafür, dass ich nicht in einen kompletten Stillstand hinein-
rutschte, aber die Begeisterung war weg. Das Projekt passte sich
meinem Leben an.

Grau und trist. Müssen statt Wollen.

Trotzdem blieb ich dran. Bei aller Ratlosigkeit wollte ich mit
dem Traktor im Sommer über unsere Wiesen fahren, nicht wis-
send, ob ich den nächsten Sommer überhaupt erleben wollte
oder würde. In dieser Zeit begann ich, auch in anderen Lebens-
bereichen risikoreicher zu leben. Ich war immer der Vernünftige,
niemals wäre ich zu schnell Auto gefahren oder Risiken einge-
gangen. Aber jetzt, wo mein Leben doch sowieso keinen Sinn
mehr machte? Warum sollte ich aufpassen? Das Einzige, worauf
ich immer Rücksicht nahm, war, das Risiko für Unbeteiligte zu
minimieren. So fuhr ich häufig zu schnell mit meinem Auto, um
den „Kick" zu spüren und zu merken, dass ich lebendig war.
Dies tat ich allerdings nur zu Zeiten, in denen die Straßen fast
unbefahren waren und nach mehrfachem Befahren der Strecke,
um mögliche Gefahren ausschließen zu können. Trotzdem
merkte ich, dass sich alles einfach nicht mehr so wie früher an-
fühlte.

ALLES war anders.

Auf einmal wollte ich keinem mehr etwas zeigen oder beweisen.
So hielt ich mich lange Zeit über Wasser. Fast den gesamten
Winter 2020/2021 verbrachte ich fortan mit Schrauben, Autofahren und Driften im Schnee sowie der verzweifelten Suche
nach mir selbst. Ich begann, Bücher zu lesen: über Persönlichkeitsentwicklung, das innere Kind und Meditation. Leider lau-
erte auch dabei immer die übersteigerte Erwartung, dass sich
mein Leben auf einen Schlag ändern müsste, je mehr Bücher
ich las und je schneller ich Wissen anhäufte. Zu dieser Zeit war

mir allerdings noch nicht bewusst, dass sich die Katze genau hier in den Schwanz biss, denn eben genau dieser Ehrgeiz, welcher mich dazu trieb, immer mehr zu lesen oder mehr Informationen zu sammeln, war der Ehrgeiz, der mich wirklich krankgemacht hatte.

Auf Empfehlung meines Heilpraktikers und da auch ich merkte, dass meine Entwicklung teilweise besorgniserregend war, begann ich nun, nach geeigneten psychosomatischen Kliniken zu suchen, um womöglich einmal eine stationäre Therapie zu machen. So begann ich zu suchen. Und zu suchen. Also zu googeln… Da, wo ich hingehen würde, musste ja schließlich alles perfekt sein. Mal wieder verbrachte ich Stunde um Stunde, Tag um Tag damit, für meine Symptome den idealen Ort zu finden. Ich stöberte durch Erfahrungsberichte und hoffte, dass eine solche Therapie bei mir den Knoten lösen würde. Mit der Zeit verblasste dieser Plan allerdings, da ich mich nicht „krank genug" fühlte und dachte, ich müsse halt einfach mal meine Grenzen austesten und meinen Lebensstil für einen begrenzten Zeitraum ändern, da ich sonst immer so artig gewesen war.

Die tiefe Sehnsucht war es mein Leben lang, zu spüren, ohne von allen Sinneseindrücken übermannt zu werden. Ich wollte Teil haben und gleichzeitig auf gar keinen Fall wie die Anderen sein. Abgrenzung, dazugehören, klüger sein, sensorisch war ich eh anders. Aber wohin mit all den Gefühlen und dem Chaos, wenn die Außenwelt einen nicht versteht? Ich verstand mich nicht. Und dann war doch diese Ahnung, dass es so nicht mehr lange gut gehen würde.

Aufgewärmt schmeckt nur Gulasch.

Die Liebe war in gewisser Art und Weise mein Endgegner und sogar der Auslöser meiner Krise. Damals dachte ich, lediglich die Liebe zu einer Frau, zu meiner Paula, wäre der Schlüssel. Heute ist mir klar, dass es die Liebe zu mir selbst ist.

In meine depressiven Gedanken mischten sich immer häufiger Phasen des Liebeskummers. Dabei war der Bruch meiner Beziehung mittlerweile über ein halbes Jahr her. Ich musste lernen, dass Gefühle nun mal da sind und keiner logischen Rationalität folgen. In einer dieser Phasen – es muss wohl Anfang Januar 2021 gewesen sein – meldete sich tatsächlich Paula bei mir. Ich konnte es kaum glauben und schwankte zwischen Euphorie, verbitterter Verzweiflung und Überforderung. Mein Gefühl sagte mir sofort, dass es keine gute Idee sein konnte, ein erneutes Aufleben unserer Beziehung zu riskieren. Des Weiteren ging es mir miserabel. Ich war nicht in der Lage, eine Beziehung zu führen, geschweige denn Liebesgefühle zu spüren.

Für mich war es genug Tagesaufgabe, morgens aufzustehen, mich um mich selbst zu kümmern und irgendwie inmitten meiner Grübeleien mal eine Mütze Schlaf zu ergattern. Von Selbstliebe mal völlig abgesehen, denn das Gefühl für mich selbst war meilenweit entfernt. Trotzdem dachte ich, dass in der Vergangenheit mit Paula ja „alles gut" war und entschied mich natürlich, die Variante über den Kopf zu wählen. Wir trafen uns etwa einmal pro Woche und hatten mehrere „Dates".

Aus meinem geballten Google-Wissen wusste ich natürlich auch, was zu tun war, um eine Ex-Freundin mit einer neuen Chance zurückzugewinnen. So ließ ich sie eine Zeit lang zappeln und versuchte, mir treu zu bleiben. Mein Bauchgefühl ignorierte ich mal wieder gekonnt und nach ein paar Wochen waren wir wieder „zusammen".

Damit war ich logischerweise völlig überfordert. Gefühle hatte ich sowieso keine. Für nichts und niemanden.

Ich hatte kaum Lebensmut und verhielt mich wie ein Chamäleon. Ich hatte kein Gesicht und je nach Situation war ich ein anderer Mensch. Im Umgang mit Paula stellte ich beispielsweise den liebevollen Freund dar, der alles für die Liebe tun würde. Im Umgang mit meiner Mama den braven Sohn – und stets wollte ich vermeiden, dass man merkte, wie zerrissen ich innerlich war. Wer mich kannte, der wusste jedoch, dass ich schauspielerte und nicht authentisch war. Auch verzwickte ich mich immer wieder in widersprüchliche Aussagen. Selbstwertgefühl? Fehlanzeige!

Das trieb Paula, meine Familie und mich schnell an ihre Grenzen. Meine Meinungen konnten sich in Sekunden ändern.

Konstanz über einen Tag? Undenkbar.

Nicht selten stand ich mit dem Wunsch auf, nicht mehr aufwachen zu müssen, nur, um dann abends euphorisch ins Bett zu gehen. Das war für alle kaum auszuhalten. Auch für mich nicht, da ich meine Gefühlsstürme sehr wohl bemerkte, aber nichts daran ändern konnte.

Das Wiederaufleben meiner Beziehung zu Paula sorgte auch in keiner Art und Weise dafür, dass die alte Leichtigkeit zurückkehrte. Ich war eigentlich nur überfordert, und ihre Anwesenheit sorgte dafür, dass ich nur immer mehr Liebeskummer hatte, da mein Bauch und mein Herz schon lange entschieden hatten, dass dieser Weg nicht der richtige ist. Nach einem unserer Treffen im Februar hatte sie ihren Ohrring bei mir vergessen. Aus irgendeinem Grund triggerte mich das und ich begann sofort, sehr stark zu weinen. Ich sah keine Zukunft für uns und hatte plötzlich Angst, sie zu treffen. Ich wollte keine Nähe, keine Beziehung und bereitete mich innerlich auf die nächste Runde

Liebeskummer vor.

Das verdeutlichte mir auch mein Heilpraktiker, der mir eine gesunde Beziehung mit dem Beispiel von zwei Zügen erklärte, die parallel auf ihren EIGENEN Gleisen fahren und sich gegenseitig guttun, aber IHREM Weg treu blieben. So weit, so gut. Ich fuhr aber zurzeit auf gar keinem Gleis. Das Gefühl, welches ich hatte, glich eher einem Bahnhof mit 1.000.000 Gleisen, und keines dieser Gleise schien befahrbar zu sein, als wäre zuvor ein Meteorit im Bahnhof eingeschlagen.

Also kurz gesagt: Da war einfach NICHTS… Meine Züge entglitten ständig und immer.

Nach gut einem Monat sah ich dies auch ein und traute meinem Gefühl. Paula und ich entschieden, dass es relativ sinnfrei war, an eine gemeinsame Zukunft zu glauben. Wir hatten unsere schöne Zeit und es war gut, dass sie vorbei war. Wir hatten voneinander gelernt, und nun war es an der Zeit, getrennte Wege zu gehen. Leider wurde ich mal wieder voll aus der Bahn geworfen. Ich fuhr tränenüberströmt nach Hause und schrie im Auto, dass ich sterben wollte.

Ich wollte nicht mehr.

Alles, was ich tat, sorgte für noch mehr Probleme und ich fühlte mich dafür verantwortlich, dass ich immer mehr Menschen in meinen negativen Sog hineinzog. Dieses schlechte Gewissen quälte mich zusätzlich zu meinen alltäglichen Belastungen. Um die Situation zu krönen, zerstörte ich auf oben beschriebener Autofahrt eine Felge meines Autos, da ich vor lauter Tränen nichts mehr sah und einen Bordstein rammte.

Hier zu wenig und da zu viel. So wie man nicht ein Leben lang als derjenige mit dem ekeligen Hautausschlag im Gesicht gelten will, will man nicht ständig derjenige mit den Macken auf der Seele sein. Aber ich war es. Und noch dazu restlos am Arsch ohne jeglichen Lebensmut.

Machen ist wie Reden – nur geiler.

Mittlerweile war es März 2021. Ich hatte endlich den Schritt gewagt, eine ambulante Psychotherapeutin aufzusuchen. Aufgrund guter Kontakte hatte ich innerhalb von zwei Wochen einen festen Therapieplatz und konnte im Rahmen einer tiefenpsychologisch fundierten Psychotherapie meine Wunden der Vergangenheit aufarbeiten. Ich weiß noch genau, wie ich vor meiner ersten Sitzung im Parkhaus saß. Ich wünschte mir, die Zeit um ein halbes Jahr vorspulen zu können, denn bis dahin würde die Therapie ja Früchte getragen haben müssen. Ungeduld – mein zweiter Vorname. Und überhaupt – warum waren Fachkräfte nicht in der Lage, mich sofort zu heilen? Waren denn überall nur Amateure unterwegs?

In meinem Verständnis war die Psychotherapie noch immer vergleichbar mit Physiotherapie: Depressionen sind das Problem, also löst der Therapeut das. Ein gebrochenes Bein heilt schließlich auch wieder von allein. Des Weiteren freute ich mich sogar darauf, da ich ja auch vor Beginn meiner Depression unter enormen Druck stand und das Gefühl, frei zu leben, nicht kannte. Ich erhoffte mir, dass die Therapie mich nicht nur heilen, sondern gleich mein ganzes Leben nachhaltig verbessern würde. So ging ich selbstbewusst in meine erste Therapiestunde, und zunächst wurde mir ein „Burnout" diagnostiziert. Das fand ich fast schon schmeichelhaft, da ich mich zwar schlecht fühlte, aber nur fleißige Menschen bekämen ja eine solche Erkrankung – und das war für mich bei allem Mist dann doch sogar fast ein „Kompliment". Auch dachte ich, dass sowas ja schnell wieder heilbar sein müsse, und bei aller Negativität hatte ich schließlich immer noch die Vision, eines Tages glücklicher denn je zu sein und ein Leben nach meinen Vorstellungen leben zu können. Aber was waren eigentlich meine Vorstellungen?

Mein Leben sollte frei sein von fremden Erwartungshaltungen und ich wollte anfangen, in MICH zu investieren und MICH zum Fokus MEINES Lebens zu machen.

Schön auswendiggelernt wie aus dem Coaching-Buch.

Für den Moment pushte mich diese Vision und ich war von Moment eins an mit vollem Elan bei der Therapie dabei. Auch war ich mir sicher, dass sich mein Problem jetzt von allein lösen musste. Diesen positiven Aufschwung nahm ich mit, und gleichzeitig bot mir Papa an, im mobilen Corona-Testteam der Städteregion Aachen mitzuarbeiten. Ich erhielt einen Arbeitsvertrag als Werksstudent und durfte bis zu zwanzig Stunden pro Woche dort arbeiten. Ich machte Corona-Schnelltests und es erfüllte mich, vor allem ältere Menschen, die nicht in der Lage waren, ihren Heimatort zu verlassen, mit den Abstrich-Bussen zu besuchen, um ihnen kostenlose Bürgertests anzubieten. Auch lockerte sich die gesamte Corona-Situation im Frühjahr zunehmend und ich würde behaupten, dass in der gesamten Bevölkerung mal wieder ein wenig aufgeatmet werden konnte. Der „zweiwöchige Wellenbrecher-Lockdown" war also doch ein bisschen länger geworden.

Schnell merkte ich, dass man bei der Arbeit wertschätzend miteinander umging und ich lernte umgehend nette Kollegen kennen, mit denen ich bis heute einen sehr guten Kontakt pflege.

Allen voran lernte ich Fiona kennen. Schon am ersten Tag, an dem wir zusammenarbeiteten, vermutete sie, dass bei mir einiges in Schieflage sei. Meist merkte das niemand. Die meisten sahen nur die lachende Fassade, aber wir verstanden uns von vornherein sehr gut und tauschten uns rasch auch über sehr persönliche Themen aus. Wir haben nach wie vor einen guten Draht zueinander, und das war eines dieser Beispiele dafür, dass man oft „auf die Füße fällt". Ohne diese Arbeit hätte ich Fiona nicht kennengelernt und es wäre jetzt wohl ein liebenswerter Mensch weniger in meinem Leben.

Dies änderte jedoch leider nichts an meiner mentalen Situation, obwohl ich erleichtert war, mich nicht immer verstellen zu müssen.

Mit Bauchweh fuhr ich morgens zur Arbeit, konnte kaum Auto fahren und war fast immer kurz davor, kotzen zu müssen. Diese Anspannung war so gut wie nicht auszuhalten, und nur mit Kaffee schaffte ich es, „arbeitsfähig" zu sein. Zum Glück hatte man in diesem Job viele Pausen, sodass es mir irgendwie gelang, professionell und sorgfältig meine Arbeit zu erledigen. Der Schein war gewahrt. Ich war froh, dass ich neben meinem Traktor wieder eine „echte" Aufgabe beziehungsweise Beschäftigung hatte und zudem Geld verdiente, sodass ich meinen Eltern nicht zu sehr auf der Tasche lag. Obwohl diese nie einen Hehl daraus machten, dass ich finanziell jegliche Unterstützung auf diesem Planeten erhalten würde, mochte ich die finanzielle Abhängigkeit überhaupt nicht, da diese in mir noch mehr Gefühl der Nutzlosigkeit auslöste.

Anfang April beschloss ich nun, ein Praktikum zu machen. Ich hoffte, dass die Arbeit bei einer Prüfstelle für Autos meinem Interesse entsprechen würde und ich so mein theoretisches Wissen aus dem Studium mit meinem Spaß am Schrauben verknüpfen könnte. So bewarb ich mich schon Ende 2020 auf einen Praktikumsplatz, der mir rasch zugesagt wurde. Große Freude und das Gefühl der Sicherheit, dass die Struktur und der feste Tagesablauf eines Praktikums mir helfen würden, wieder auf die Beine zu kommen. Der Chef war sehr nett und vermittelte mir das Gefühl, dass dies eine für beide Seiten gewinnbringende Zeit werden könnte. Doch leider war ich zu dieser Zeit mit meinem heißgeliebten Maschinenbau schon auf Kriegsfuß.

Mir fehlte der Sinn.

„Irgendwelche Maschinen?! Juckt mich doch nicht!", schien es in mir zu rumoren. So begann der erste Tag mit einem mulmigen Bauchgefühl. Montag, Arbeitsbeginn um acht Uhr. Ich kam an und hatte wieder Bauchweh. Ich fühlte mich erdrückt und investierte meine ganze Energie in das Verstecken meiner inneren Zerrissenheit.

Ich fühlte mich wie unter einer Glocke.

Die Kollegen bewegten sich, und für mich fühlte es sich an wie in Zeitlupe. Ich hatte Angst vor der Prüfhalle. Angst vor den Kunden, Angst, etwas falsch zu machen. Nach etwa zwei Stunden war mir klar, dass dies ein Griff ins Klo war. Doch ich wollte die ersten zwei bis drei Tage erstmal abwarten.

Es war grauenhaft.

Ich kannte es schon vom Vorpraktikum des Studiums, dass ich mich mit solchen Herausforderungen schwertat, aber dieses Erlebnis war ein anderes Level. Man hätte mir womöglich ewige Jugend versprechen können, wenn ich die drei Monate dort durchgezogen hätte, und ich hätte abgelehnt. Die Kollegen waren wirklich bemüht, mir alle Komponenten eines Autos zu zeigen und mir beizubringen, wie man ein Auto sorgfältig prüft.

Es half alles nichts.
Mein Entschluss stand felsenfest.
Ich MUSSTE dort weg.

Nach fünf Tagen teilte ich meinem Chef meine Entscheidung mit und zu meiner Überraschung war er sehr aufgeschlossen und lobte mich sogar dafür, dass ich mich trotz meines jungen Alters sofort traute, meine Bedenken zu äußern und den Dialog zu suchen. Das Kapitel Praktikum war somit schnell abgeschlossen. Aufgrund dessen fiel auch mein Beurlaubungsgrund vom Studium ins Wasser und ich musste mich vom Traum der Regelstudienzeit verabschieden. Obwohl mir diesbezüglich mittlerweile eigentlich fast alles sch***egal war, tat dies nochmal besonders weh. Früher war es immer mein großes Ziel, die Regelstudienzeit einzuhalten.

Nach dem Praktikum stabilisierte ich mich mit der Arbeit im Abstrichzentrum rasch, aber es gab mir einen nachhaltigen Stoß in die Tiefe der Depression. Meine Symptome wurden wieder schlimmer und es dauerte nicht lange, bis ich auf der Arbeit erste Panikattacken hatte und mich die alleinige Anwesenheit anderer Mitarbeiter ohne Ende belastete. Eines Tages rief ich weinend meinen Papa an und sagte ihm, dass im Fußballstadion beim Abstrichzentrum ein Spiel war. Wieder dieser innere Kampf.
Ich freute mich eigentlich, da ich selbst Fußball spiele und Spaß daran habe. Wie gerne hätte ich auch an diesem Tag Freude gehabt – keine Chance!

Die Geräuschkulisse machte mich jedoch WAHNSINNIG. Ich konnte kaum noch hören oder sehen und war wie betäubt. Ich musste mich zusammenreißen, um nicht vor meinen Kollegen in Tränen auszubrechen. Solche Momente schürten in mir immer mehr Angst. Der Schlaf und die depressiven Symptome waren zwar etwas besser, aber ansonsten wurden meine Probleme nicht weniger. Durch das bessere Wetter und den anstehenden Sommer war es trotzdem erträglicher und ich konnte für eine Weile loslassen. Ende April versuchte ich sogar, eine Uni-Klausur aus dem Bereich Betriebswirtschaftslehre mitzuschreiben. Unter größter Anstrengung schaffte ich es, die Klausur zu bestehen, und freute mich, da ich das Gefühl hatte, dass ich eines Tages wieder fähig sein könnte, „etwas zu leisten".

Geld allein macht nicht glücklich, du musst schon Hunde davon kaufen.

So langsam fand ich wieder in einen Rhythmus. Ich war zwar ohne Ende unglücklich und kam nicht damit klar, dass ich single war und keinen Bock mehr auf dieses Leben hatte, aber ich dachte, dass es schließlich irgendwie weitergehen müsse, und von Google wusste ich auch, dass es andere Menschen aus ähnlichen Situationen herausgeschafft hatten.

Da war er wieder, dieser Zwiespalt.

Einerseits lebensmüde, und dann dieses Gefühl, dass es weitergeht. Nach außen kann dies niemand verstehen, denn innerlich versteht der Betroffene selbst die Welt nicht. Die Welt draußen ist ein Rätsel, ebenso wie die innere. Und warum wird man als junger Mann stigmatisiert, wenn die Seele Kratzer hat? Warum sieht mich jeder an? Warum beachtet mich keiner? Ich will leben. Ich will sterben. Alles.

Meine Mama und mein Stiefvater überlegten in der Zwischenzeit, ob sie sich nicht einen Hund anschaffen sollten. Wir hatten zuvor bereits einen Terrier-Mischling, und so entschieden sie, sich einen West Highland White Terrier anzuschaffen, Joshi war als kleiner, süßer Welpe plötzlich bei uns zu Hause. Das war einer der wenigen Momente, in denen ich vor Freude hätte platzen können. Dieses kleine Wesen sorgte für so viel Veränderung zu Hause.

Er war und ist fast wie ein fehlendes Puzzleteil.

Ich freute mich auch, da ich wieder einen Spielkameraden hatte und ich mich um etwas kümmern konnte, sodass ich mich irgendwie wichtig fühlte, und diese kleine Fellnase gab mir so viel Liebe zurück, dass wir schnell beste Freunde wurden.

Joshi sorgte dafür, dass ich mich oft von meinen Suizidgedanken distanzieren konnte. Das war sehr wichtig, da zu dieser Zeit niemand wusste, dass es mir so schlecht ging. Ich hatte Angst, eingesperrt zu werden und in die geschlossene Psychiatrie gebracht zu werden. Davor hatte ich unfassbar viel Angst, da Paula im Vorjahr ein Praktikum in einer solchen Einrichtung gemacht hatte, und die Geschichten, die sie mir erzählte, sorgten bei mir dafür, dass ich mich vor diesem Ort gruselte. Leider ist eine geschlossene psychiatrische Abteilung eines Krankenhauses bis heute nicht der Ort, an dem sich Menschen in seelischen Krisen gut aufgehoben fühlen.

Da muss sich in Zukunft echt etwas verändern!

So verliefen die Monate April, Mai und Juni ohne größere Ereignisse. Ich folgte meinem Trott und wurde in der Zwischenzeit 21 Jahre alt. Tatsächlich trank ich seit Silvester keinen Alkohol mehr und mein Geburtstag war für mich eher eine Qual als ein Fest. Trotz gelockerter Corona-Maßnahmen entschied ich mich gegen eine Feier und hatte nur Besuch von meinen besten Freunden. In meiner Erinnerung sind diese Tage nur noch schwammig vorhanden. Ich kann noch sehr gut der Verzweiflung nachspüren, die sich an diesen Tagen zeigte, da ich meine Geburtstage nur als schönes Fest kannte. Für mich war aber auch das mittlerweile zu einer ätzenden Zeitvergeudung geworden. Während ich meine Geschenke bekam und vor mir eine wunderschöne Torte hatte, setzte ich ein künstliches Lächeln auf – und zwischen meinen Augenringen musste wohl auch ein Gesicht versteckt gewesen sein. Ich lebte in meiner eigenen Gedankenwelt und konnte vor lauter Spannungsbauchschmerz und innerer Anspannung kaum ruhig auf meinen Platz sitzen bleiben. Zudem biss sich in meinem Kopf der Gedanke fest, dass es egal sei, was ich täte, da die Zeit ja eh völlig unabhängig davon verginge. Egal, ob ich im Bett lag oder an meiner Zukunft arbeitete. Diese grundlegenden Fragen des Lebens beschäftigten mich nun zunehmend. Das war hin und wieder auch schon vor meiner Krise der Fall gewesen. Ich philosophierte oft und gerne und wollte verstehen, warum Dinge oder Menschen so sind, wie sie sind.

Antworten bekam ich, wie schon als Kind, nie. Diese Hoffnungslosigkeit. Wie oft habe ich mir ganz schwere oder tödliche Krankheiten gewünscht, um endlich gesehen zu werden! Aus heutiger Sicht ein Vergehen an meiner Seele, und dennoch so nachvollziehbar. Nie mehr würde ich solche Gedanken tolerieren, und dennoch waren sie eine Weile lang meine Realität. Fakt ist, die Gesellschaft erkennt körperliche Leiden an, aber mit seelischen Beschwerden hängt man im luftleeren Raum. Nicht mal meine Therapeuten wussten, wie es mir wirklich ging. Wie auch, wenn ich es selbst nur vernebelt erahnen konnte?

Um auf dem Boden der Tatsachen zu stehen, braucht man unemp- findliche Füße.

Michael Rumpf

Was soll das alles eigentlich?

Ernüchterung nach einigen Therapiesitzungen, denn das war ja gar nicht das Allheilmittel für psychische Probleme: „Hier wird Hilfe zur Selbsthilfe geleistet, aber es gibt nur einen, der da wieder rausklettern kann, und das bin ich selbst", dämmerte es mir langsam. So war ich zwar froh, dass ich jede Woche einen Ansprechpartner hatte, um über mein Leid und meine Probleme zu sprechen, aber ich hatte nicht das Gefühl, dass mir dies helfen könnte, wieder gesund zu werden. Ohnehin verstand ich nicht, wie Reden dafür sorgen sollte, dass ich auf einmal keine Angst mehr haben sollte oder wieder mehr Lebensfreude erlangte. Das hatte ich mir echt anders vorgestellt.

Mein Perfektionismus führt mich noch heute an so manche Grenze. Zwar ist mir klar, dass alles im Leben seine Zeit braucht, meine übersteigerten Ansprüche an mich selbst und natürlich auch mein Umfeld fallen mir häufig auf die Füße. Selbst wenn mein Verstand weiß, dass Heilung oder besser gesagt Linderung nicht mit der Brechstange klappt, ist mein Hirn häufig wie in einem Vakuum fernab von logischem Denken unterwegs. Dann greift mein übersteigertes Ego und alles muss aus Angst vor Kontrollverlust funktionieren. Wenn ich schon nicht perfekt bin, hat es alles Andere gefälligst zu sein. Und das natürlich auf der Stelle. Diese scheiß Angst vor dem Leben führt mich dann dazu, zum Ekelpaket zu werden, das ich niemals sein will. Nach außen wirkt es selbstgerecht, innen jedoch ist es ein Aufschrei und die Sehnsucht nach Ordnung, um das innere Chaos irgendwie überleben zu können.

Sprung zurück: Auch wenn ich mich selbst nicht ertragen konnte, wurde ich zumindest mehr und mehr zum Experten für meine Situation. Wie jetzt? Experte sein und sich dennoch nicht beherrschen? Leider ja. Es ist ein permanentes Wechselbad aus

Unnahbarkeit und dem netten Kerl von nebenan – sogar für einen selbst und sich selbst gegenüber. Ich begann zu verstehen, WIE ich an diesen Punkt in meinem Leben gekommen war. Ich begann, eine Truhe zu öffnen, die Truhe namens „inneres Kind" oder auch „Kindheit". Ich bin ein Scheidungskind (Naja, wer ist das heute nicht?). Meine Eltern trennten sich, als ich gerade einmal drei und mein Bruder noch kein Jahr alt war.

Dies war für mich nie einfach und beschäftigte mich schon mein ganzes Leben lang. Mein Bruder und ich lebten bei meiner Mama und meinem Stiefvater, Papa und seine Partnerin sahen wir lediglich am Wochenende. Das war nicht einfach – weder für Papa, noch für uns. Obwohl meine Eltern einen guten freundschaftlichen Kontakt haben, war für mich vor allem die Thematik der „zwei Männer in meinem Leben" entscheidend, denn mein Papa und mein Stiefvater haben ein schwieriges Verhältnis. Von klein auf konnte ich zu meinem Stiefvater keine echte emotionale Bindung aufbauen, da auch er Kinder hat und meinen Bruder und mich ziemlich deutlich spüren ließ, dass wir nicht zu ihm gehören, sondern sozusagen als Anhängsel zu Mama. Niemals wollte ich einer von denen sein, die ihre Familie für die Probleme verantwortlich machen. Ich war doch keiner von denen, die eine Trennung nicht überwinden. Oder doch? Als Kind störte mich das alles irgendwie wenig, was meinen Stiefvater umgab, denn ich hatte ja meinen Papa.

In der Therapie lernte ich aber, dass ich fast meine ganze Lebenszeit mit meinem Stiefvater verbracht hatte. Ich KONNTE diese Rollen als Kind gar nicht unterscheiden. Des Weiteren giftete Papa regelmäßig gegen Hermann, meinen Stiefvater, und somit wurde immer mehr Öl in dieses Feuer gegossen. Mein Leben lang hatten diese äußeren Muster in mir dazu geführt, das Gefühl zu haben, für Liebe arbeiten zu müssen. Einige dieser Glaubenssätze sind mir so präsent, dass es unendlich schmerzt, über diese – meine – innere Wahrheit nachzudenken. Sie aufzuschreiben, ist beinahe eine seelische Qual, verewigt. Schwarz auf weiß. Und dennoch ist es wesentlich, sie zu zeigen:

Leiste ich etwas, bin ich es wert, geliebt zu werden.

Liebe muss erarbeitet sein, sonst bekomme ich sie nicht.

Ich bin es nicht wert, meiner selbst wegen geliebt zu werden.

Ich bin nicht genug.

Alles muss mühsam sein.

Arbeit muss weh tun!

Ich muss gut für andere sein.

Ich muss für Liebe hart arbeiten und funktionieren.

Liebe wird mir irgendwann eh Schaden zufügen.

Ich muss leisten, liefern und mich bemühen, um geliebt zu werden.

Ich bin es nicht wert.

Ich bin es nicht wert, bedingungslos geliebt zu werden.

Bei diesen Zeilen wird mir kotzübel, aber es ist mein Inneres. Durch viel Selbstreflexion kann ich meiner Überforderung mit meiner familiären Konstellation heute einen entsprechenden Raum geben. Damals lernte ich schon, dass „instabile Beziehungen" normal seien, und ich hatte als hilfloses Kind keine Chance, dieser Situation zu entkommen. Gekoppelt an meine Hochsensibilität fing ich dann schnell an, eine Art „Vaterrolle", vor allem für meinen Bruder, zu übernehmen. Es war immer so, dass ich für mein Alter schon „weit" war. Na toll! Dafür wurde ich stets gelobt und als der Vernünftige dargestellt.

Leider ist dies nicht wirklich gesund für ein Kind, denn ein Kind sein zu dürfen, frei von Verantwortung und Abhängigkeiten, ist sehr wichtig, um eines Tages ein selbstbestimmtes Leben führen zu können. Obwohl meine Eltern IMMER gut zu mir waren und IMMER alles für mich gemacht haben, habe ich mich nie frei entfaltet. Ich wurde aufgrund meiner ungewöhnlichen Interessen oft missverstanden oder nicht ernstgenommen. Es fühlte sich einfach exakt so an, wie im Kapitel zur frühen Kindheit und Grundschulzeit.

Mithilfe der Therapie konnte ich diese ungünstigen Muster entschlüsseln und dafür sorgen, Verständnis für mich selbst zu entwickeln. Das half mir häufig, nicht so hart mit mir ins Gericht zu gehen, da ich ja nun wusste, dass meine „Erkrankung" eine gesunde Reaktion auf kranke Umstände war. Ich war schlichtweg überfordert. Und das nicht erst seit dem Juli 2020, wie ich immer gedacht hatte.

Nein, schon seit meiner Geburt.

Das war allerdings harte Arbeit. Nicht allein meine Therapeutin hat mir das offengelegt. Das musste ich größtenteils selbst machen, und zu meiner Ernüchterung musste ich noch mehr Dreck fressen.

Ich musste und MUSS! mein Gehirn „umtrainieren".

Neue Verhaltensweisen etablieren, alte Glaubenssätze eliminieren.

Diese innere Arbeit ist wohl die schwierigste, die es gibt. Ich machte mich zwar regelmäßig fertig, da ich nicht „arbeiten" konnte oder in meinen Augen ein „Nichtsnutz" war, aber diese Arbeit war viel härter, als 16 Stunden am Tag zu studieren. Man MUSS sich mit seinen persönlichen Abgründen auseinandersetzen, zulassen, dass es auch mal seinen Liebsten an den Kragen geht und akzeptieren, dass Veränderung auch Ungewissheit bedeutet, und diese ist ein Feind des Menschen. Mittlerweile war es Sommer. Der Sommer 2021 war nicht besonders warm, aber das passte zu meinem Innenleben.

Rau, grau und kalt.

Ich war darüber wütend, dass ich immer grübelte und keine Leichtigkeit mehr spürte. Meine Wochen waren Achterbahnfahrten. Manchmal waren Montag und Dienstag erträglich, dann die restlichen Wochentage eine Katastrophe. Nur Konstanz, die gab es nie. Ich hatte mittlerweile furchtbar viel Angst. Ich dachte, ich könnte nun verrückt werden oder ein „Psycho" sein. Riesige Angst bekam ich vor dem Gedanken an meine Zukunft, vor falschen Entscheidungen, vor dem Leben und Angst davor, auf die schiefe Bahn zu geraten. Zwischenzeitlich war Autofahren zu einer unüberwindbaren Mission geworden. Ich konnte kaum einkaufen, da ich Angst vor Menschen hatte. Ich hatte Angst, ich könnte eine Psychose entwickeln und Anderen schaden, wenn ich nicht Herr meiner Sinne wäre. Das schüchterte mich ein, und dank „Mr. Google" wusste ich, dass dies ja rein theoretisch passieren könnte. Es war wie eine Lähmung. Langsam schlichen sich Zwänge mit in meinen „Symptomcocktail". Ich machte regelmäßig „Realitätschecks", um auszuschließen, dass ich halluzinierte. Dies ging so weit, dass ich eines Morgens weinend aufstand, da ich einen Hahn hörte. Ich dachte allerdings, dass ich mir dies nur einbildete, und war mir sicher, dass ich nun durchdrehte. In Wahrheit hatte sich der Nachbar tatsächlich einen Hahn zugelegt.

Das Fiese ist, dass die Angst immer wieder einen Weg findet, um das Leben unerträglich zu machen. Auch hatte ich starke Zwangsgedanken entwickelt. Aufgrund dessen hielt ich mich selbst für gefährlich und zog mich immer weiter zurück. Ich war nun völlig überfordert.

Ich wusste nicht, dass auch solche Gedanken Symptome sein konnten und dass sie nichts mit mir oder meiner Persönlichkeit zu tun hatten. Ich hatte beispielsweise bei jedem offenen Fenster den Gedanken, dass ich mich dort runterstürzen könnte. Das war aber kein Todeswunsch, der fühlte sich wahrhaftig anders an, sondern ein Zwangsgedanke. Bald konnte ich keine Fenster mehr sehen, und sobald diese geöffnet waren, bekam ich die Krise. Dasselbe galt für Gleise, Brücken und Messer. Sobald ich ein Messer nahm, hatte ich Angst, zu stolpern und daran zu sterben. Paradoxerweise hatte ich zugleich oft den Wunsch, erlöst zu werden und sterben zu dürfen. Der Knackpunkt war aber, dass ich bei den obengenannten Szenarien nicht die Kontrolle über meine Gedanken hatte, denn einen unkontrollierten Tod wollte ich auch nicht erleiden. Es beängstigte mich, dass mein Kopf machte, was er wollte. Das war neu für mich und mir fehlte langsam die Fantasie, um an meine Genesung zu glauben.

Vertrauen ist gut, Kontrolle ist besser.

Lenin

Schon Ende 2020 wies mich mein Heilpraktiker darauf hin, dass ich stets ALLES versuchte, um die Kontrolle über mich und mein Leben zu haben. Er sagte, ich würde einfach funktionieren, meine Pflichten erfüllen und dabei das Leben völlig außer Acht lassen. Ich musste lernen, loszulassen. Das war mir allerdings völlig fremd. Ich erwischte mich immer noch oft, wie ich an die schöne Zeit mit Paula dachte oder mir die Schuld für meine Situation in die Schuhe schob. Zu akzeptieren, dass die Situation nun mal einfach so war, wie sie war, kam nie in Frage.

Ich MUSSTE die Kontrolle haben.

Ich musste immer das Richtige tun und ich konnte nichts einfach laufen lassen. So waren auch die Zwangsgedanken ein weiterer Hilfeschrei meiner Seele: „LASS ENDLICH LOS!" Ich verstand dies nicht, und bis heute ist das Thema „Kontrolle" mit Sicherheit eine Schwäche von mir, aber ich verstand mehr und mehr meine Symptome. Daran gekoppelt war auch die Tatsache, dass ich anfing, auf mein Gefühl zu achten. Mein Magen gab mir immer ein Feedback, aber ich ignorierte es zuvor stets. Pro- und Contra-Listen waren mein „way to go". Die kann man schließlich kontrollieren.

Den Bauch, den kann man wohl kaum kontrollieren.

Im Rahmen meiner Persönlichkeitsentwicklung nahm ich mir vor, im Juli allein mit dem Fahrrad nach Österreich zu radeln. Ich plante meine Tour akribisch. Jedes Hotel musste vorher stehen, alles perfekt vorbereitet sein. Meine Mama wies mich darauf hin, dass das völlig den Zweck der Tour verfehlte. Ich wollte ja losziehen, um frei zu sein. Stattdessen kontrollierte ich meinen Weg. Meine Reise ließ keinen Raum für Spaß, Genuss und Freiheit. Ich fuhr am ersten Tag etwa 70 Kilometer bis zum Nürburgring. Ich freute mich auf schnelle Autos und nächtigte im Motorsporthotel in Nürburg. Cool war, dass ich auf einmal direkt an der Rennstrecke vorbeiradelte, und in mir flammte dieses Rennsport-Feuer auf. Dieser Traum, eines Tages Teil dieses Zirkus zu sein, war immer noch da, aber er fühlte sich nicht mehr so erstrebenswert an. Ich bekam in meinem Zimmer Panikattacken und war unruhig. Ich schlief ohnehin katastrophal und ein fremdes Bett war für mich noch schwieriger, als ich es erwartet hatte. Am nächsten Morgen war ich müde ohne Ende und es standen wieder 70 Kilometer bis Boppard an. Dort wollte ich einen Freund besuchen. Ich strampelte fleißig und kam dort an. Ich war völlig platt und froh, dass ich dort einen Tag Pause machte. Ich weiß noch ganz genau, wie schwierig die Tage dort für mich waren. Am zweiten Abend in Boppard waren die Suizidgedanken so schlimm, dass ich kurz davor war, einen Abschiedsbrief zu formulieren. Der schwarze Hund war mal wieder übermächtig geworden. Ich stand vor dem Spiegel und sackte zusammen. Ich musste mich hinknien und in meinem Kopf war natürlich Chaos. Kaum auszumalen, wie sehr ich mich in die Situation hineinsteigerte.

Man kann es sich kaum vorstellen, zu welchem Kraftakt der Körper im Stande ist. Zwar kann man kaum noch wie ein normaler Mensch geradeauslaufen, aber Reserven zur Selbstzerstörung sind immer da. Wie eine unerschöpfliche Quelle sprudelt die Kraft, sich zu schaden und zu zermürben. Der Weg raus geht über Selbstliebe und Du findest die Fluchttüre nicht. Du hast keine Chance, liegst besinnungslos im Bett, bist super emotional unter Strom und zitterst unkontrolliert. Du hast keine

Macht über den Körper, über die Emotionen und den Geist eh nicht. Und dennoch schreit die Seele auch in diesen dunkelsten Momenten, dass es da einen Ausweg gibt. Du findest den in dem Moment nicht, aber Du spürst tief innen, dass es noch mehr gibt. Mehr als dieses Gefühl des Niedergeschlagenseins. Und das ist heute meine wichtigste Erkenntnis mit viel Abstand zu den damaligen Zusammenbrüchen: Ich bin nicht zwei Jahre im Kreis gerannt, sondern gewachsen, weil das anders war. Ich war Bestandteil des Problems und Bestandteil der Lösung. Und es ist normal, dass man erstmal ohne jegliche Möglichkeit zur realistischen Einschätzung der gesamten Lage völlig überfordert ist.

Ich war leer und ohne Energie.

Ich fühlte mich unwohl in meiner Haut. Mein Schlaf war nicht existent und jegliche Kleidung an meinem Körper fühlte sich unangenehm an. Ich wollte auch nicht, dass man mir meine psychische Verfassung ansah, und so spielte ich die Rolle des engagierten Studenten mal wieder einwandfrei und niemand merkte mir an, dass ich mich währenddessen intensiv mit dem Ende meines Lebens auseinandersetze. Nach diesem Erlebnis war es für mich fast klar.

Ich konnte die Reise nicht fortführen.

Trotzdem forderte ich mein Schicksal nochmal heraus und fuhr nach meinem Tag Pause in Boppard nach Mainz.

Dann die nächste Panikattacke, die bis dato Schlimmste.

Ich saß auf dem Fahrrad und erstarrte zu Stein. Ich schwitzte, weder Reden noch Radeln ging. Ich ließ mich in meinem Zustand gleiten und fiel ins Gras. Ich weiß nicht, wie lange ich dort lag. Auf jeden Fall rief ich irgendwann Papa an und er holte mich ab. Mal wieder wollte ich mein Gefühl kontrollieren. Bereits in Boppard war mir klar, dass dies der falsche Zeitpunkt für eine solche Tour war. Ich war aber zu ehrgeizig und zu stolz, um dies zuzugeben.

„Leider" ist das Gefühl IMMER stärker.

So war ich wieder zu Hause, völlig K.O. Psychisch und physisch am Ende, aber um eine Erfahrung reicher.

Es war schön, beziehungsweise die Idee war schön. Eines Tages werde ich eine solche Tour mit Sicherheit wiederholen.

Im weiteren Therapieverlauf trat das Kontrollmotiv immer wieder auf. Egal, was ich tat, ich musste es unter Kontrolle halten. Das galt auch fürs Studium. Ich lernte nebenbei für „einfache" Uni-Module der Betriebswirtschaftslehre, und auf Anraten der psychologischen Studienberatung tat ich dies, ohne dabei nur auf das Endziel Klausur zu achten, ich versuchte es zumindest. Es ging voll daneben. Ich ärgerte mich ständig über mich und zwang mich regelrecht vor den Computer. Ich machte trotzdem weiter, sonst wäre ich ein noch größerer Nichtsnutz, gab mein innerer Antreiber zu der Situation kund, und mal wieder erkannte ich meine Grenzen nicht. Ganz abgesehen davon interessierte mich das, was ich lernte, nicht.

Ich hatte kein Ziel mehr und keine Vision.

In Geld sah ich sowieso keinen Sinn mehr und ich hielt in erster Linie die Fassade aufrecht, um Anderen zu gefallen und nicht so zu wirken, als hätte ich mein Leben nicht im Griff. Die Einsicht, krank zu sein und einfach mal nicht zu können, war mir meist fremd. Ich hatte schließlich keinen Knochen gebrochen, der mich nicht laufen ließ oder Ähnliches.

Die Kraft dieser schweren! Erkrankung namens Depression wollte ich häufig nicht sehen und manövrierte ein bisschen wie ein Schiff ohne Kompass durch graues Dickicht und rauen Nebel.

Manch einer wird denken, dass die körperlichen Auswüchse von Depressionen irgendwann abnehmen, da wir gar nicht zu so einem dauerhaften Wahnsinn in der Lage sind. Aber da kommt jetzt das Krasse, wo Depressionen und andere psychische Erkrankungen so unfassbar massiv sind: Jener Quellbereich unseres Ichs, in schlimmsten Krisen- und Schockmomenten (zum Beispiel bei Entführungen) abzuschalten, weil wir den dauerhaften Einschuss von Panik- und Stresshormonen nicht aushalten, ist abgeschaltet. Was bedeutet, dass unsere Seele permanent weiterschießt. Die natürliche Grenze zur Regulierung des Aushaltbaren fehlt. Der innere Krisenmodus bleibt permanent – und das ist es, was uns überfordert und Menschen zum Beispiel in eine Psychose schickt oder in die Fantasien, das eigene (sinnlose) Leben zu beenden. Eine Psychose ist am Ende nichts Anderes als eine Flucht in eine Scheinrealität, wenn man die normale nicht aushalten kann. Genau das gleiche wie eine Sucht. Du suchst irgendwie eine neue Realität, in der Du es – Dich – irgendwie aushalten kannst.

Aber hey, vielleicht finde ich ja auch jetzt erst aufgrund der Verwundbarkeit meiner Seele zum wahren Kern meiner Träume und darf zu leben beginnen?

Es kommt oft anders als wir denken und wir denken oft anders, als es kommt.

Monika Kühn-Görg

Das Auseinandersetzen mit einer für mich absolut sinnfreien Beschäftigung, wie dem Studieren, raubte mir unendlich viel Energie. Wenn man sich einen Akku vorstellt, der zu etwa zehn Prozent geladen ist, weiß man, dass man ihn besser weiterladen sollte. Im Nachhinein würde ich behaupten, dass meine Seelen- und Körperbatterie zu etwa zehn Prozent geladen waren. Aber anstatt weiter aufzuladen, nutzte ich meine vorhandene Energie, um meinen „Pflichten" nachzukommen.

Die Stimmungsschwankungen wurden unerträglich.
Ein Tag sah wie folgt aus:

JUHHUUUUU, LEEBEN IST GEIL!

und der nächste Tag:

MUSS ICH ECHT AUFSTEHEN? GAR KEINEN BOCK!

Das war nicht nur für mich, sondern auch für mein Umfeld schwierig, und sobald ein guter Tag kam, nutzte ich alle freigesetzte Energie und habe nicht gehaushaltet, sodass ich eine gewisse Konstanz entwickeln konnte. Ich glaube, vor allem Mama bekam hier oft wortwörtlich die Krise, denn sie kennt mich in- und auswendig und sagte mir nicht zu selten: „Luca… Mach doch mal langsam, nimm Dir Zeit und spring nicht von einem Extrem in das Nächste. Wenn Du halt mal eine Woche lang nichts tust, dann ist das eben auch mal so!" Da ich jedoch nur null oder hundert kannte, war ich wie ein Kind, das laufen lernen musste. Zum ersten Mal in meinem Leben begann ich damit,

Rücksicht auf mich zu nehmen und meinem Gefühl zu folgen. Leider war Geduld nie meine Stärke, und so erwartete ich natürlich, dass sich der Nebel, die Gedanken und die Schwermut im Handumdrehen auflösten. Meiner Annahme nach musste meine Erkrankung schließlich einer „logischen Rationalität" folgen. Noch immer war ich nicht von dem Glauben befreit, dass etwas Erholung mich wieder von meiner Depression befreien würde.

Schön wäre es gewesen.

Ich war gefrustet und gleichzeitig auch stolz, dass ich begann, auf mich und mein Gefühl zu hören, aber es änderte sich ja nichts und ich fuhr immer noch Emotionsachterbahn. Unterbewusst begann die Therapie also ab Sommer 2021 Früchte zu tragen.

Ich sah sie nur nicht.

Ich wollte wieder „gesund" sein, so wie früher. Obwohl… wollte ich wirklich so sein wie früher? Nein, auch nicht. Langsam dämmerte mir, dass ich NIE gesund war.

Die kleinen Erfolge übersah ich oft und nahm mir selbst die Möglichkeit, aus diesem Strudel herauszukommen. Ich war für mich nur etwas wert, wenn ich mindestens vierzig Stunden in der Woche arbeitete und nach meiner Definition, die sehr auf Produktivität ausgerichtet war, „erfolgreich" war. So übersah ich, dass ich es geschafft hatte, aus schlaflosen Monaten mit schwersten Depressionen und bedrohlichen Suizidgedanken wieder eine Art „Leben" zu erschaffen. Das Beste war für mich mal wieder nicht genug. Ich konnte diesen Fortschritt nicht sehen und sorgte dafür, dass ich gezwungenermaßen wieder zurück musste in das Loch. Im Nachhinein würde ich mir deswegen niemals einen Vorwurf machen, ich war einfach noch nicht so weit.

Nachdem der Juli wie oben beschrieben verlief, reifte in mir erneut der Beschluss, eine stationäre Therapie machen zu wollen. Ich wollte raus aus meinem familiären Umfeld und das vermeintliche „Allheilmittel" der Klinik nutzen, um schnell zu genesen. Mir war es egal, was dort mit mir gemacht würde. Ich war davon überzeugt, dass man mich dort halt wieder „zusammenflicken" könnte.

Gesagt, getan.

Meine Psychotherapeutin wies mich mit der Diagnose „mittelgradige depressive Episode und Angststörung" ein und kümmerte sich mit mir darum, dass wir eine geeignete psychosomatische Klinik für mich fanden. Ich erinnere mich sehr gut an dem Moment, in welchem ich meine Einweisungsbescheinigung bekam. Ich HASSE den Begriff „Einweisung" übrigens. Nachfolgend werde ich von meiner Überweisung sprechen, da sich der Begriff Einweisung meiner Meinung nach sehr nach Zwang und Entmündigung anhört. Das war bei mir jedoch nie der Fall.

Ich entschied mich BEWUSST für diesen Schritt.

So saß ich nun mit meiner Überweisung in der Praxis meiner Therapeutin. Es war einerseits ein befreiendes Gefühl, endlich diesen Schritt zu wagen und mich in eine Klinik zu begeben. Auf der anderen Seite fühlte es sich bedrohlich an. Ich hatte Angst. Ich fühlte mich nun „endgültig bekloppt". Ich konnte und wollte nicht glauben, dass eine psychosomatische Klinik nun der richtige Ort für mich sein sollte. Mal wieder quälten mich starke Bauchschmerzen, und so fuhr ich mit meiner Überweisung in der Tasche wieder nach Hause in die Eifel. Während der Fahrt rief ich meine Eltern an, und ja: Ich war erleichtert. Im Großen und Ganzen war ich mir meiner Situation bewusst.

Leider ist man nur mit einer Überweisung jedoch noch lange nicht in der Klinik. Man muss lange Wartezeiten in Kauf nehmen und eine Portion Glück haben. Ich raffte mich zuhause angekommen sofort auf und fing an, die Unterlagen und Fragebögen für die Klinik auszufüllen. Überkorrekt natürlich.

Die Wartezeit machte mir allerdings zu schaffen, da es mir wirklich übel ging. Mir wurde mitgeteilt, dass ich mindestens sechs Wochen warten müsste. Das ist zwar für eine psychosomatische Klinik nicht sehr viel, aber für mich war es VIEL zu lang. Ich rief einen Tag später bei der Klinikverwaltung an und eine nette Dame nahm ab: „Hallo hier ist Luca Bischoni! Ich habe Ihnen vor einigen Tagen meine Unterlagen zukommen lassen und würde gerne nachfragen, ob man die Wartezeit verkürzen könnte…", mehr konnte ich nicht ergänzen, denn die Dame entgegnete: „Okay, Herr Bischoni, ich verstehe Ihr Anliegen und es scheint Ihnen wirklich nicht gut zu gehen. Kommen Sie nächsten Dienstag zu uns und wir werden uns um Sie kümmern!" Ich glaube, in diesem Moment zog sich in meinem Körper alles zusammen. Ich bekam donnerstags die Überweisung, telefonierte freitags mit der Klinikverwaltung und am nächsten Dienstag sollte ich schon vor Ort sein. Auch wenn ich genau deswegen angerufen hatte, war ich etwas überfordert mit dem Tempo. Ich bedankte mich und legte auf.

In wenigen Tagen sollte mein „Abenteuer Klinik" also beginnen.

Zu allem Überfluss befand sich mein Bruder in diesen Tagen im Urlaub in Kroatien und es ging ihm nicht besonders gut. Er hatte Heimweh und sehnte sich danach, wieder nach Hause zurückzukehren. Außerdem freute er sich auf mich. Aufgrund meiner verfrühten Aufnahme in die Klinik konnten wir uns jedoch nicht mehr sehen.

Des Weiteren nahm ich aufgrund der Corona-Schutzverord-nung in der Klinik an, dass wir uns in den kommenden Wochen nicht mehr sehen würden. So rief ich meinen kleinen Bruder an und wir heulten sozusagen um die Wette. Er wollte mich nicht dorthin gehen lassen, ohne mich zu verabschieden, und er tat mir einfach leid, da er in Kroatien hockte und nicht mal eben so nach Hause kommen konnte.

Kleiner Spoiler: Entgegen meiner Annahme war die Klinik kein Knast und im Rahmen der Corona-Situation war es auch möglich, Besuch zu empfangen…

Noch heute ist es mir ein Rätsel, wie es mir in dieser Phase gelang, alles abzuwickeln. Da ist er wieder, dieser innere Doppelweg. Nichts funktioniert gefühlt, und dann diese lückenlose Abwicklung, denn mit weniger Perfektion würde ich mich ja eh nicht abfinden wollen. Okay, bei mir fehlte also der Wächter vor dem Tor als innere Schutzbarriere. Ich bin meinen Gefühlen ohne Möglichkeit zur Regulierung ausgesetzt und sollte nun etwa lernen, wie ich zu meiner eigenen Schutzinstanz würde?

Ich, der sich selbst ständig ein Bein stellt?

Die Welt ist ein Irrenhaus und hier ist die Zentrale.

So ging die „Reise" in die psychosomatische Klinik also los. Aus meinen Google-Erfahrungen wusste ich vor meiner Anreise schon alles über die Klinik und was man sich darunter vorstellen sollte. Trotzdem war ein Teil von mir überzeugt, dass ich nun völlig verrückt war.

Der Begriff Psychosomatik sagte mir nichts und ich war überzeugt, dass es jetzt in die „Klapse" ginge und ich dort versauern würde. Mir ist wichtig, zu sagen, dass ich heute eine ganz andere Einstellung bezüglich psychiatrischer und psychosomatischer Einrichtungen vertrete, leider Gottes ist es in der „Welt da draußen" noch immer so, dass die Formel „Psychiatrie = Nervenheilanstalt = Irrenhaus" gilt. Da Papa in jungen Jahren aufgrund seiner chronischen Psoriasis (Schuppenflechte) bereits in dieser Klinik gewesen war, hatte ich zumindest nicht ganz so viel Angst.

August 2021: Ich breche mit meinem Auto am frühen Morgen auf in mein neues Leben, um meinem inneren Chaos und der chronischen inneren Leere an den Kragen zu gehen. Ein neues Umfeld, Matsch im Kopf, Reizüberflutung, Eindrücke, neuer Ort, ich will und kann nicht beschreiben, was in mir vorging.

Um mich herum die Panik der Menschen und Existenzängste, denn zeitgleich trifft uns die Flutkatastrophe in meiner Heimat außerordentlich hart. Ganz auf mich gestellt – lange war ich doch mein größter Unsicherheitsfaktor gewesen – nehme ich einen Umweg und ich glaube, es gibt keine Worte dafür, was ich auf dieser Fahrt fühlen und erleben musste. Ich weinte und vermisste mein Zuhause. Gleichzeitig hoffte ich auf Heilung und war überzeugt, dass man mir dort helfen konnte. Trotzdem würde ich nie wieder in einer solchen Situation allein an einen komplett fremden Ort fahren. Ich war an diesem Morgen mit Sicherheit nicht der ungefährlichste Teilnehmer am Straßenverkehr.

Um ehrlich zu sein, wäre ich auch definitiv lieber tot gewesen, als diese Reise anzutreten. Paradox ist, dass ich mein Leben allerdings nie loslassen konnte, da ich zu sehr an meinen geliebten Mitmenschen hing.

Ich selbst war mir egal.

Ich hasste mich ohnehin die meiste Zeit, und so wäre es mir in den dunkelsten Zeiten lieber gewesen, dass ich niemals geboren worden wäre. Ich hatte aber immer noch Hoffnung. Hoffnung, dass ich nach meinen fünf Wochen dort als gesunder und weltoffener Mensch zurückkehren würde. Zu diesem Zeitpunkt half mir diese Illusion wirklich, da ich deswegen von vornerein in allen Therapien engagiert war und mich wirklich auf die Methoden einließ.

Der erste Tag war eine reine Überforderung. Ich kam an und sollte mich anmelden. „Überall ,Psychos' um mich herum", dachte ich mir. Zu meiner Überraschung schrie hier allerdings niemand, und relativ schnell hatte ich das Gefühl, in einer Jugendherberge untergebracht zu sein. Ein anderer Patient stellte mir die Klinik als Hotel vor. Das passte aus meiner Sicht jedoch nicht, ich war skeptisch und krank.

Ich wusste, dass ich nicht zum Urlaubmachen hier war, und nach Urlaub fühlte ich mich nun auch überhaupt nicht. Nach einer Führung durch eine Krankenschwester und der Eingangsdiagnostik kam ich in mein Zimmer und war fix und fertig. Mein Kopf rauchte. Es war alles neu. Aber auch beim Kennenlernen meines Zimmernachbarn war ich überrascht, dass er ein „normaler Mensch" war. Jürgen, mein Zimmernachbar, und ich verstanden uns auf Anhieb gut. Ein wirklich liebenswerter Mensch. Er zeigte mir die Klinik und sorgte dafür, dass ich relativ schnell auch mit anderen Patienten in Kontakt kam. Außerdem war er es, der mir erklärte, wie hier alles lief. Er war schon mal in der Klinik gewesen und brachte mir die Therapieabläufe nahe. Am Anfang riet er mir, es ruhig angehen zu lassen.

Das war für mich undenkbar.

Ich wollte kommen und gesund werden, und das würde ja nur gehen, wenn ich möglichst viele Therapien so schnell wie möglich absolvieren würde…

Nach dem Chefarztgespräch war mir allerdings klar, dass diese Denkweise Teil meines Problems war. Ich musste lernen, zu ruhen. Lernen, geduldig zu sein und Veränderungsprozessen in meinem Leben Zeit und Raum zu geben. So verlief mein erster Tag sehr ereignisreich und abends gab es für mich aufgrund ausstehender Corona-Tests Abendessen im Zimmer.

Ah ja, das Thema Essen: Das ist auch schwierig.

Bisher hatte ich in meinem Leben noch NIE! Salat gegessen. Ich hatte einen regelrechten Ekel auf Salat und teilweise auch auf Gemüse. Hier in der Klinik gab es allerdings nichts Anderes. Bewusst hatte ich mir diese Klinik ausgesucht, da ich meine Ernährung ohnehin umstellen wollte, weil ich mir sicher war, dass nur eine ganzheitliche Umstellung meines Lebensstils zur Genesung führen würde. Ich kam sozusagen für eine „Komplettrestauration". Meine Probleme mit dem Essen wollte ich sofort zeitgleich lösen.

Naja, dann stand der Salat vor mir.

Panikattacke, die erste:
Ich fing an, zu weinen. Er schmeckte mir nicht und ich hatte Angst, hier zu verhungern. Mit meinen „interessanten" Gedan-

kengängen sah ich mich irgendwo zwangsernährt in einer geschlossenen psychiatrischen Abteilung. Für mich war das absolut real. Diese Angst quälte mich und ich hatte zum damaligen Zeitpunkt noch keine Möglichkeit, diesem Schreckensszenario zu entkommen. So würgte ich mir den Salat bis zum Erbrechen rein und verbrachte im Anschluss eine Stunde mit dem Kopf über der Toilette.

„Toller Anfang für meine Zeit hier!", dachte ich mir.

An den ersten Tagen war ich hilflos überfordert und konnte kaum schlafen. Wie sollte man eigentlich mit „Psychos" reden? Somit blieb der Umgang mit meinen Mitpatienten schon mal aus. Bei abendlichen Kartenspielrunden sagte ich über Stunden über meine Situation kein Wort, da ich Angst hatte, dass ich jemanden verletzen könnte oder noch schlimmer, dass jemand ausrasten könnte, wenn ich etwas Falsches sagte. Wie schon gesagt, hatte ich massive Probleme, mich anzupassen. Die Mitpatienten als „Gleichgesinnte" zu akzeptieren, brauchte einige Zeit, sodass ich einfach nur nach Hause wollte, und nur mein Wille hielt mich an diesem Ort. Ich weinte oft über Stunden: in meinem Zimmer, draußen im Park. Da ich so viel Panik hatte, zu krank für diesen Ort zu sein und womöglich verlegt und eingesperrt zu werden, öffnete ich mich den Pflegern nicht und machte auch diese Situationen meist mit mir selbst aus.

So waren die ersten Tage eine regelrechte Tortur und ich sehnte mich nach zu Hause. Wohlwissend, dass es mir da auch nicht besser gehen würde, im Gegenteil sogar. Da war zusätzlich zu meiner schwierigen Situation auch noch ein Problem, dass alle den „alten Luca" vermissten und ich spürte, wie schwer es für meine Familie war, mich so leiden zu sehen. So blieb ich trotz aller Zweifel in der Klinik und aktivierte nochmal meine ganze Energie, um meine Therapie erfolgreich zu gestalten.

Glücklicherweise begann meine Therapie nach wenigen Tagen langsam und ich fühlte mich nicht mehr so verloren wie zuvor. Trotzdem begegnete ich den Therapieverfahren in meinem Plan mit Skepsis. Unter Anderem waren dort „Heileurythmie" oder „Heilraum Natur" aufgeführt. Ein anderes (für mich skurriles) Beispiel war die Dauerdusche, einfach 45 Minuten im Liegen duschen. „Was für ein Quatsch", dachte ich mir.

Aber gut, mein Credo war schließlich, ALLES auszuprobieren. Noch verrückter konnte ich wohl kaum werden. Also rein ins „Vergnügen", das verhasste Neue und Unkontrollierbare auszuprobieren.

Ich akzeptierte diesen Plan mit einer gehörigen Portion Humor und begann am Ende der ersten Woche mit den Sitzungen. Die Dauerdusche machte mich völlig fertig – von wegen 45 Minuten duschen zum Spaß. Ich lag dort und weinte mir die Augen aus dem Kopf. Meine Gedanken kreisten und ich wurde im wahrsten Sinne des Wortes vom heißen Wasser „weichgespült". Sofort rannte ich zu meiner Therapeutin und erklärte ihr, dass dieses Dauerduschen wohl nix für mich sei. Sie lächelte mich an und sagte nur, ich solle Geduld haben und dass diese Therapieform eben genau dies bezwecken soll.

Ich war schockiert. Langsam dämmerte mir, dass die Zeit in der Klinik wohl kein „Zuckerschlecken" geben würde.

Völlig unerwartet sorgte Duschen dafür, dass ich völlig fertig war und die KONTROLLE verlor. Nach dieser Erfahrung neigte sich die erste Woche langsam dem Ende zu. Ich merkte, dass ich ganz langsam ankam, und mein Zimmernachbar Jürgen und ich verstanden uns mit zunehmender Zeit immer besser. Wir tauschten uns jeden Abend aus und ließen den Tag Revue passieren. Meist lachten wir und erzählten von lustigen Situationen oder Wortspielen, die mit etwas Galgenhumor zu verstehen sind:

So wurde aus der Therapieform „Öldispersionsbad" bei uns

schnell das „Öldepressionsbad" oder aus der „Patientenvollversammlung" die „Vollpfostenversammlung".

Dieser Humor war für mich furchtbar wichtig, da ich so auch langsam verstand, dass hier niemand irre war oder man aufpassen musste, was man sagte. Nein, ich war an einem Ort, an dem man authentisch sein durfte. Dort, wo jeder sein Päckchen zu tragen hatte und sich damit auseinandersetzen wollte. So fand ich langsam aber sicher Anschluss an meine Mitpatienten. Am Ende der ersten Woche hatten wir eine kleine Clique, in der ich der Neuankömmling war. Wir waren ungefähr vier bis fünf Leute in meinem Alter, aber auch drei bis vier Patienten im Alter zwischen fünfzig und siebzig Jahren. Das war einer meiner größten Lernerfolge aus der Klinik. Menschen lernen voneinander, unabhängig von Alter, Religion, Aussehen, Herkunft oder sonstigen Faktoren.

Es konnte sein, dass ich beispielsweise Jürgen helfen konnte, obwohl dieser dreißig Jahre älter ist als ich und natürlich mehr Lebenserfahrung hat. Genau so habe ich gelernt, mit Menschen in Kontakt zu treten, die ich früher verachtet hätte.

Ich machte um viele Menschen immer einen großen Bogen und zog zeitweise sogar meinen Treibstoff daraus, nie so enden zu wollen. Menschen, die aus der Reihe tanzen, machten mir tatsächlich ziemlich viel Angst. Heute habe ich gelernt, dass man sich im Leben nicht immer alles aussuchen kann und dass dahinter meist kreative Menschen stecken, die einfach einen anderen Lebensstil pflegen und nicht den MAINSTREAM mitgehen. Ohne diese Menschen wäre die Welt wohl fade oder sehr eintönig.

Und das ist wertvoll und die Einzigartigkeit eines jedes Menschen ist eines der größten Geschenke, die es gibt!

An irgendeiner Stelle dieser künstlichen Höhenflüge habe ich meiner Therapeutin mal gesagt bzw. vorgeschrieben, dass sie mir irgendwelche gestellten Diagnosen einfach nicht mitteilen soll. Nun saß ich also in einer Art Klapse und merkte, dass Diagnosen dienlich sind, die Menschen wertvoll statt irre. Wegschwimmen von mir selbst als Lösung des Problems ging nicht mehr – die Lösung sollte also über Selbstakzeptanz gehen. Ich bin so, wie ich bin, egal mit was für einem Scheiß. Hier und da ist die Selbstliebe mal wieder ein anderes Ufer, zu dem ich rudern darf. Aber die Sicht ist nicht mehr nebelverhangen.

Zumindest Erahnen geht.

If you are going through hell, keep going.

Winston Churchill

So langsam „groovte" ich mich ein.

Immer noch weinte ich viel und verzweifelte langsam daran, dass es mir nicht besser ging, obwohl mittlerweile bereits die zweite Woche begann. Ich hatte wohl immer noch diese Einstellung in mir, dass eine gebrochene Seele doch wie ein gebrochenes Bein wieder zusammenwachsen müsste. Mein Therapieplan füllte sich langsam und in dieser Woche standen meine erste Einzeltherapie, meine erste Selbsterfahrungsgruppe und auch die Familiensystemaufstellung an. Das hörte sich turbulent an. Auf Anraten meiner Therapeutin nahm ich mir vor, es langsam angehen zu lassen.

Das fiel mir natürlich schwer, denn in meiner Welt galt: „Der Wille zählt", oder wie war der Spruch nochmal? Das funktionierte natürlich NICHT. Ich verstand so langsam, dass ich diesen inneren Antreiber an die Leine kriegen musste, aber wenn ich versuchte, ihn aus meinem Leben zu eliminieren, scheiterte ich ohnehin kläglich. Was hatte ich denn jemals gehabt, wenn nicht den starken Willen zur Performance? Und was sollte schon wahre Leistung ersetzen können?

Es war also meine Aufgabe, eine konstruktive Beziehung zu meinem Perfektionismus und meinem inneren Antrieb herzustellen. Des Weiteren fasste ich immer mehr Fuß bei den anderen Patienten. Da war ein Kerl, er hieß Theo. Er ist Anfang fünfzig, für sein Alter noch sehr fit und wirkte am Anfang sehr unsympathisch auf mich. Er war groß und ich hatte das Gefühl, als sei er „nur zum Spaß" hier. Wir unterhielten uns mal ein wenig und er war auch Teil unserer Clique. Doch wir wurden nicht warm miteinander. Bis wir auf einmal darüber sprachen, wo wir denn herkämen. Durch Zufall merkten Theo und ich, dass wir beide aus Aachen sind und kamen darüber ins Gespräch. So wurde uns klar, dass unsere persönlichen Kontakte sich in einigen Fällen überschnitten. Auch merkten wir, dass unsere Beweggründe, in der Klinik zu sein, ähnlicher Natur waren. Wir beide litten stark unter Ängsten und waren immer eher die „Macher-Typen". Wir verstanden uns plötzlich sehr gut, und fortan verbrachten wir viel Zeit zusammen in der Klinik. Täglich gingen wir im Kiosk nebenan einen Kuchen essen und torpedierten damit das Ernährungskonzept der Klinik. Frei nach dem Motto: „Iss, was Dir guttut!" taten wir dies allerdings mit Genuss und versüßten uns so regelmäßig die Nachmittage.

Schon in der zweiten Woche wurden wir in den Augen vieler Mitpatienten schnell zu einem unzertrennlichen Duo. In der Selbsterfahrungsgruppe sorgten wir regelmäßig für amüsante Moderationen oder den einen oder anderen Schabernack.

Doch trotzdem galt für uns alle dasselbe: Wir waren aus einem Grund hier. Dies galt auch für Theo. Ich irrte mich, dass er „nur zum Spaß" hier war, und langsam verstand ich, dass Fassade und Realität sehr weit auseinanderliegen können. So bin ich mittlerweile davon überzeugt, dass auch andere Patienten davon ausgingen, dass auch ich „zu gesund" war, um in der Klinik zu sein, da ich mich regelmäßig verstellte und in den Augen der Mitpatienten nicht als „Versager" dastehen wollte. Dabei lag ich immer noch fast täglich tränenüberströmt in meinem Zimmer, fragte mich nach dem Sinn des Lebens und quälte mich größtenteils durch den Tag.

Die Dauerdusche war für mich nach wie vor eine Tortur, und jedes Mal kam ich erschöpft und verheult dort raus. In meiner Einzeltherapie besprach ich dies erneut mit meiner Therapeutin und wir fingen an, einzelne innere Anteile in mir zu analysieren. Der oben erwähnte innere Antreiber war der mich „bestimmende" Anteil. Ich taufte ihn „Fridolin" und sollte fortan freundlich mit ihm umgehen. Meine Hausaufgabe war es, ihn als wohlwollenden Helfer zu akzeptieren, denn er hatte mir in den vergangenen zwanzig Jahren mein Leben auch bereichert. Ohne ihn wäre ich wohl kaum so diszipliniert. Ich musste jedoch lernen, dass er keine Macht mehr über mein Handeln hatte. Dasselbe galt für „Ansgar", meine Angst, sowie für „Alfred", meine Depression. Meine inneren Anteile bekamen mit der Zeit alle einen Namen. So sollte ich lernen, alles so sein zu lassen, wie es nun mal ist und nicht immer zu versuchen, die Situation krampfhaft zu verändern. Manchmal sind Aushalten und reine Akzeptanz die Schlüssel zur Veränderung. Diese Skills halfen mir dabei und langsam lernte ich, dass ich eine solche Einsicht wohl kaum ohne meine gehasste Dauerdusche gehabt hätte, denn dort fühlte ich mich immer wieder schlecht.

Aber ich hielt sie aus und im Anschluss hatte ich die Möglichkeit, an mir zu arbeiten, ohne mich mit irgendwelchen äußeren Faktoren abzulenken. Das war ohnehin ein Thema, das sowohl für Theo als auch für mich galt. Da wir nach kurzer Eingewöhnungszeit doch eher soziale Wesen waren, schafften wir es oft nicht, auch mal Zeit allein zu verbringen. Alleinsein ist nämlich für extrovertierte Menschen oft schwieriger, als man denkt. Durch tägliche Spaziergänge, die ich allein im Wald unternahm, sollte ich dies jedoch auch lernen – und das tat ich auch. Es fiel mir schwer, aber durch Kontinuität konnte ich dem Allein-Spazieren sogar etwas Positives abgewinnen, da ich Zeit hatte, zu reflektieren.

Etwas Weiteres sehr Interessantes passierte in der zweiten Woche. Ich war überzeugt, dass ich meinen Liebeskummer nach über einem Jahr (!) endlich überwunden hatte.

Morgens schaute ich auf mein Handy (gerade morgens ging es mir oft sehr schlecht) und in einer WhatsApp-Gruppe wurde ein Bild gesendet. Ich öffnete die Nachricht. Es war ein Bild von einer Party. Erst erkannte ich die Personen auf den Bildern gar nicht. Nach einiger Zeit erkannte ich einen meiner Kumpels und ein Mädchen. Nun ja… Es war Paula. Mein Atem stockte und von jetzt auf gleich weinte ich in Strömen. Die Tränen liefen wie ein Wasserfall. Zum Glück war ich allein auf dem Zimmer. Ich sehnte mich so sehr nach ihr. Oder galt die Sehnsucht eher dem Gefühl, verliebt zu sein? Alles drehte sich rasend schnell in mir.

Ich wollte zurück in unsere gemeinsame Zeit. Auch meine Freunde genossen eine gute Zeit, während ich in einer Klinik war. Das sorgte zusätzlich dafür, dass meine Tränen nicht gerade weniger wurden.

Ich fing an, meine Gefühle zu Papier zu bringen. Ich schrieb Paula einen Brief, den ich bewusst nie abschickte und stattdessen verbrannte.

Darin erklärte ich meine Situation und dass ich niemals damit gerechnet hätte, dass ich einmal in einer Klinik landen würde. Außerdem wünschte ich ihr alles Gute. Ab diesem Moment bestimmte unsere Vergangenheit meine Tage. Ich schwelgte in Erinnerungen und wünschte mir so sehr, dass sie in meiner Nähe wäre.

Der Liebeskummer war mal wieder zurück.

Das sorgte erneut für Verzweiflung bei mir, da dies ja wohl nicht normal war. In einem Gespräch mit meiner Therapeutin redeten wir darüber. Ein bisschen hatte sich während dieser zweiten Woche in der Klinik ein Knoten gelöst. Wir erarbeiteten Strategien, wie ich meinem Liebeskummer und meiner Sehnsucht anders gegenübertreten könnte. Wie ich es schaffen würde, mich dafür nicht zu verurteilen und zu verstehen, dass ich einfach noch Zeit brauchte, um das Geschehene zu verarbeiten. Dass meine Seele die Zeit braucht und von mir bekommen müsse, die sie nun mal benötigt. Wenn ich mich dagegen wehrte, würde es nur noch schlimmer. Ein achtsamer und guter Umgang mit mir würde mich aus dieser Situation befreien. Das lernte ich inner-

halb von einer Therapieeinheit. Auch in der Gruppentherapie lernten wir, dass ALLE Emotionen da sein dürfen.
Sie sind richtig.

Wir sind richtig.

Dies gilt für Angst, Scham und auch für Wut. Nur, wenn man seinen Frieden damit schließt, wird es besser. Aus heutiger Sicht kann ich nun sehr wertvolle Fortschritte in meiner Klinikzeit sehen. Wichtig ist mir noch, zu erwähnen, dass man als Mensch in einer solchen psychischen Ausnahmesituation gar keinen Blick dafür hat. Der Luca, der in der Klink war, ist ein anderer als derjenige, der heute das Buch schreibt. Wir Menschen sind Veränderung, und Veränderung braucht Zeit. Ich habe in meiner Klinikzeit gelitten ohne Ende und habe wohl fast täglich darüber nachgedacht, aufzugeben, egal, ob der Ausweg Suizid oder nach Hause gehen bedeutete... Heute bin ich dankbar, dass ich durchgehalten habe und dass ich um MICH gekämpft habe.
In meiner zweiten Klinikwoche war ich von diesem Gedankengut allerdings noch mehr als kilometerweit entfernt. Ich stand morgens auf mit dem Wunsch, nicht mehr aufwachen zu müssen. Ich schleppte mich zeitweise zum Frühstück und würgte mir einen Brei oder ein Brötchen rein. Die Therapien schienen in meinen Augen bei allen zu wirken, außer bei mir. Zeitgleich machte ich mich dafür fertig, dass ich die Therapien „falsch" machte. Trotzdem lobte mich das Pflegepersonal sowie die Therapeuten für mein Engagement und waren überzeugt, dass ich auf einem großartigen Weg wäre. Meine Antwort war dann meist: „Ich glaube, Sie irren sich. Das kann ich nicht sein…"

So verzweifelt war ich. Oft fehlte mir es an Vertrauen, und mit jedem Tag, der ins Land ging, wurden mein Selbsthass und der Druck größer, schließlich musste ja endlich der Therapieerfolg kommen.

Wir brauchen dringend einige Verrückte. Guckt euch an, wo uns die „Normalen" hingebracht haben.

George Bernard Shaw

Die dritte Woche brach an. Am Wochenende bekam ich unter anderem Besuch von meinem Papa. Gemeinsame Spaziergänge in der Region, traumhaftes Wetter und immer noch ganz viel Unsicherheit.

Vor allem die Wochenenden waren immer sehr zäh. Die Welt schien sich für mich noch stiller als sonst zu drehen. Also abgesehen von den Momenten, die sich wie der schlimmste Schleudersitz anfühlten. Ob gähnende Langsamkeit oder Drehsitz mit Überschall – was wann dran war, konnte ich nie abschätzen. An Wochenenden gab es kaum Therapien, und abgesehen von Spaziergängen war es nicht erlaubt, in der Klinik Besuch zu empfangen, da die Corona-Auflagen relativ streng waren.

Nun ja, Montag kam schnell wieder und ein neuer Therapieplan lag auf meinem Bett. Neben den Standardtherapien, wie Dauerduschen oder auch Gruppentherapie, war mein Plan nun plötzlich gespickt mit spezifischen Therapien. So hatte ich etwa therapeutische Rhythmik (Trommeln) oder plastisches Gestalten (bei uns hieß es meist „spastisches" Gestalten). Ich freute mich, dass nun mehr auf dem Programm stand, denn ich dachte mir natürlich wie immer:

Viel hilft viel: Rauf auf die Überholspur.

Mittlerweile hatte ich mich auch an die Dauerdusche gewöhnt und ich hatte keine Panikattacken oder Gefühlsausbruche mehr in der Dusche.
An manchen Tagen genoss ich es sogar, dort zu liegen und einfach zu sein.
Die „Überraschung der Woche" ließ auch nicht lange auf sich warten: Es war Dienstag.

Ich wachte auf und war komplett verschwitzt.

Mein ganzes Bett war NASS.

Es war noch stockfinster.

Ich rannte ins Bad und musste mich übergeben.

Alles lief ab wie in einem Film.

In der Zwischenzeit ging Jürgen zum Frühstück und ich war allein in meinem Zimmer. Nach dem Kotzen wollte ich duschen, dies war ja eigentlich auch nichts Besonderes. Ich setzte mich während des Duschens, da meine Beine mich nicht mehr hielten. Wie lange ich dort saß, weiß ich nicht. Ich vermute, dass es wohl ein oder zwei Stunden gewesen sein müssen. Ich konnte nicht mehr aufstehen und war einfach wie betäubt. Das Wasser floss zwar über meine Haut, aber ich konnte gar nicht mehr sagen, ob es kalt oder warm war. Ich verpasste das Frühstück und nach einiger Zeit hörte ich ein Klavier spielen. In meinen Gedanken sagte ich mir, dass ich mir das doch nur einbilde und dass ich nun völlig durchdrehen würde. Ich war mir mal wieder sicher, dass ich jetzt in eine geschlossene Psychiatrie verlegt werden müsste.

Mir war jetzt klar, dass ich in einer Psychose steckte.

Irgendwie schaffte ich es, mein Handy zu greifen, googelte, während ich in der Dusche saß, meine Symptome und natürlich passte alles. Ich verabschiedete mich mental von meiner Klinik und sah den Krankenwagen kommen, um mich abzuholen. Im Anschluss war ich mir sicher, dass ich am Bett fixiert werden würde.

Ich war überzeugt, dass ich am selben Abend entmündigt und sediert dort liegen würde.

Nach einer langen Zeit in dieser fast ohnmächtigen Situation fiel mir auf, dass das Klavier tatsächlich draußen stand. Man könnte meinen, dass ja dann alles okay war – aber von wegen. Nun war ich mir auch noch sicher, dass das Klavier nur eine optische Illusion war. Ich zog mir meine Kleidung an und rannte aus meinem Zimmer. Sofort lief ich zu meiner Therapeutin und meinte, dass es einen Notfall gebe und ich sie sofort sprechen müsse. Sie lächelte mich an und sagte: „Klar, in 30 Minuten ist Sprechstunde, kommen Sie rein."

Ich war außer mir vor Wut.

„Ich drehe durch und die lässt mich warten?!", brodelte es in mir. Ich denke heute, dass sie meine Situation schnell erkannte, und es war sehr wichtig, dass sie sich nicht von meiner Panik anstecken ließ. Kurz danach saß ich bei ihr und schluchzte:

„Ich bin verrückt geworden. Die ganze Welt ist nicht mehr dieselbe und bitte veranlassen Sie alles, damit ich in eine Anstalt komme, in der man Härtefälle wie mich behandelt."

Sie lachte und fragte mich, welche Laus mir über die Leber gelaufen sei.

Ich schaute irritiert und sie erklärte mir ganz ruhig und sachlich, dass ich nicht „verrückt" war. Sie nahm sich viel Zeit für mich und machte mir begreiflich, dass mein Zwang, in jeglicher Situation die Kontrolle behalten zu wollen, dazu führte, dass ich extreme Angst vor Psychosen hatte. Es war eine klassische Panikattacke, aber die Angst ist ja bekanntlich gemein. Ich hatte keine Angst vor dem Tod oder physischen Krankheiten, sondern ich hatte Angst, unter Umständen während einer Psychose anderen Menschen zu schaden oder „dumme" Dinge anzustellen. So hatte ich auch panische Angst davor, in eine Manie zu rutschen. Da könnte ich in meiner Fantasie irreversible Dinge tun und mir mein Leben zerstören.

Der Fehler in meinem Denkmuster war jedoch, dass ich mit diesen Schreckensszenarien so viel Energie aufbrauchte, das Hier und Jetzt nicht wahrnehmen konnte, sodass ich durch die schiere Angst, dass ich in solche Krankheitsbilder rutschen könnte, betäubt war. Die gesündere Reaktion wäre wohl, frei nach dem Motto „Living for the moment" zu leben. Sollte ich eine Psychose oder Manie entwickeln, so würde man dann daraus halt das Beste in der Situation machen.

Solange dies jedoch nicht der Fall ist, ist jeglicher Energieaufwand VERSCHWENDUNG.

Manchmal ist eben auch zu viel Wissen genauso schädlich wie zu wenig. Und ich bin und bleibe ein Mensch, der halt einfach zum ZU VIEL neigt.

Glücklicherweise fand ich mit Hilfe meiner Therapeutin aus meiner Situation und sie bestätigte mir nochmal ganz deutlich, dass ich am richtigen Ort und auf dem richtigen Weg sei. Des Weiteren ergänzte sie, dass ich keine medikamentöse Therapie bräuchte, und empfahl mir reines kognitives Verhaltenstraining mit Meditation, Entspannungstrainings und dem intensiven Auseinandersetzen mit meinem Innenleben. Am selben Abend schaffte ich es zum Glück noch, mit der Clique zum Abendessen zu gehen und fiel völlig erschöpft ins Bett. Zumindest die anschließende Nacht war sehr erholsam. Ich hatte keinerlei Energie mehr und schlief wie ein Stein.
Tatsächlich war dies nicht das letzte große „Event" in einer ereignisreichen dritten Woche. Am Freitag stand mal wieder Familien-Systemaufstellung auf dem Plan.

Ich wurde diese Woche ausgewählt.

Also „durfte" ICH heute mein Familiensystem vorstellen und

aufstellen lassen. Ich erzählte meinem Therapeuten kurz von meinen engsten Bezugspersonen, unter anderem von meinen Eltern und meinem Bruder. Er erkannte schnell, dass ich bereits alles bis ins letzte Detail durchblickt hatte, und bat mich darum, nur einen Stellvertreter für mich, meinen Stiefvater und meinen leiblichen Papa auszuwählen.

Ich war schockiert.

Ich wollte doch alle aufstellen, aber der Therapeut wusste, was er tat. Theo wurde als Papa aufgestellt und zwei andere Patienten belegten die übrigen Rollen. Ich ordnete die drei Protagonisten meinem Gefühl entsprechend im Raum an und mein Stellvertreter schaute meinem Papa und meinem Stiefvater in die Augen. Nach einer kurzen Stille meldete sich mein Papa zu Wort und wollte, dass mein Stiefvater verschwindet.

Er empfand ihn als Bedrohung und wollte nicht, dass er in einer Beziehung zu mir steht. So versuchte er, ihn beiseitezuschieben. Doch so sehr er sich auch bemühte, Hermann blieb an seiner Position.

Ich begann, zu weinen.
Obwohl die beiden Stellvertreter nichts von meiner Familie wussten, zeigt sich ein Abziehbild meines kindlichen Erlebens. Papa hatte verständlicherweise ein Problem damit, dass es einen „zweiten Mann" im Leben seiner Kinder gab. Hermann blockte uns im Kindesalter oft auf emotionaler Ebene ab, auch aus Respekt vor Papa. Unglücklicherweise hatten mein Bruder und ich keine Chance, nach unserem kindlichen Verständnis, diese Situation nachzuvollziehen. So war ich in meinem Beziehungserleben verwirrt, und genau diese Situation stand jetzt vor mir in der Klinik.
Der Sinn und Zweck einer Systemaufstellung ist jedoch nicht

nur das Offenlegen solcher Situationen, sondern auch das Erarbeiten möglicher Bewältigungsstrategien. Ich wechselte nun mit meinem Stellvertreter und war selbst Teil der Systemaufstellung.

Ich schaute Papa und Hermann in die Augen. Der Therapeut bat mich, beiden mal „die Meinung zu geigen" und die über die Jahre angestaute Wut rauszulassen. Ich schrie Papas Stellvertreter an und sagte ihm, er solle sich endlich zusammenreißen und Hermann akzeptieren, „das Theater beenden" und verstehen, dass es zwar seine Ehe war, die zerbrochen sei, aber dass wir Kinder die Leidtragenden wären und es somit nicht sein alleiniges Bier sei, wie er mit Mamas neuem Partner umgehe. Im Anschluss war Hermann an der Reihe.

Ich schrie ihn an und sagte ihm, er solle mir in die Augen gucken. Ich drohte ihm sogar. Er solle mich endlich so akzeptieren, wie ich bin, ergänzte ich. Immer schon litt ich unter dem Druck, ihm etwas beweisen zu wollen. Es platzte aus mir raus und ich kochte förmlich. Er reagierte unbeeindruckt, und doch hatte ich das Gefühl, dass ich etwas in ihm ausgelöst hatte. Er blieb nicht so starr wie sonst, und auch in seiner Mimik und Gestik waren einige Reaktionen erkennbar.

Der nächste Schritt war Dankbarkeit.

Ich durfte kurz durchatmen und sollte mich im Anschluss bei beiden bedanken. Ich bedankte mich bei Hermann dafür, dass er uns Kinder stets finanziell mittrug und dafür sorgte, dass ich immer ein sicheres Dach über dem Kopf hatte. Ich dankte Papa dafür, dass er immer für mich da war, und sagte ihm, dass NUR ER mein Papa sei und auch bleiben werde.

Nichtsdestotrotz gibt es in meinem Leben zwei Männer, die mich und meine Persönlichkeit geprägt haben. Ohne sie wäre ich nicht ich. Somit bin ich auch beiden dankbar dafür, dass ich bin und leben darf.

Danach war ich fertig.
Stille war im Raum.
Ich glaube, nicht wenige im Raum waren sogar schockiert.

Der „liebe Luca" war vor Wut geplatzt.

Das kannte ich nicht von mir, und auch sonst erwartete das wohl niemand. Auch in der Klinik war ich stets als „Strahlemann" bekannt und niemand hatte meine innere Wut jemals zu spüren bekommen. Ich habe sie bis zu diesem Zeitpunkt selbst nie wirklich ernstgenommen, ließ diese Emotionen in dieser Situation jedoch zum ersten Mal ungebremst raus. Wir setzten mit der Nachbesprechung einer erfolgreichen Systemaufstellung fort. Mithilfe des Therapeuten lernte ich, wie ich den beiden Männern in Zukunft entgegentreten sollte.
Im Großen und Ganzen sollte ich einfach authentisch sein.
Ehrlich und auch mal ungemütlich: Ich sollte meine Grenzen verteidigen und mich nicht benutzen lassen. Er riet mir, auch mal laut und deutlich zu werden, vor allem bei meinem Stiefvater. Der spricht nun mal eher die sehr direkte Sprache, und für mein Wohlbefinden ist es essenziell, diese dann auch zu nutzen, denn ich sollte in meinem „neuen Leben" die Priorität auf mich legen.

Ganz frei nach dem Motto:
„Ohne Selbstliebe wirst Du auch niemand Anderen lieben."

In meiner Feedback-Runde freute ich mich sehr über die konstruktive Kritik an meiner Aufstellung, und ich hatte jetzt einen echten Schlachtplan, wie ich nach Hause kommen wollte. Ich wusste jetzt, wie ich der wohl größten Herausforderung in meinem Leben gegenübertreten wollte. Das gab mir nochmal einen großen Auftrieb, und die dritte Woche der Klinikzeit bleibt mir wohl als die ereignisreichste in Erinnerung. Nur der Gedanke, bald wieder nach Hause zu können, der war mir völlig fremd, da ich völlig instabil war. Ich hatte zwar viel gelernt, aber wie man anhand meiner Panikattacke zu Beginn der Woche sehen konnte, schwankte ich nach wie vor zwischen sehr extremen Stimmungslagen. Ich kannte keinerlei Konstanz. Ich sah mich noch nicht als „genesen" – und das war schließlich mein Ziel. So startete ich in die vierte Woche. In dieser Klinik war es so, dass der Regelaufenthalt vier Wochen betrug und bei Bedarf beliebig verlängert werden konnte. Im Rahmen meiner Einzeltherapie beschlossen wir, dass es für mich wohl sinnvoller wäre, noch eine Woche länger zu bleiben, und so erhielt ich eine Verlängerung. In der letzten Woche sollte ich dann vor allem an meiner Vorbereitung für zuhause arbeiten und daran, in belastenden Situationen stabil zu bleiben.

Nichts ist so beständig wie der Wechsel.

Heraklit

Unsere Clique löste sich zunehmend auf, da einer nach dem Anderen wieder nach Hause zurückkehrte. Ein merkwürdiges Gefühl überkam mich. Menschen, die man nur so kurze Zeit, dafür aber unheimlich intensiv kannte, einfach so wieder ziehen zu lassen. Vor allem, weil ich sie zunächst durch die Bank alle ablehnte. Diese Klinikatmosphäre und der dortige Zusammenhalt sind echt etwas ganz Besonderes und für einen Menschen, der das noch nie erlebt hat, sogar unvorstellbar.

Man weint zusammen.

Man lacht zusammen.

Man wächst zusammen, und doch hat jeder seine ganz eigene Baustelle und geht seinen ganz persönlichen Weg.

Vor allem stand der Abschied von Theo und Jürgen bevor. Wieder einmal ging es in meinem Leben darum, dieses „Nähe-Distanz-Ding" zu regulieren und vor allem nicht daran zu zerbrechen. Der Wechsel des Zimmernachbarn machte mir unheimlich viel Angst, da ich natürlich erwartete, dass da wohl jemand käme, der mich womöglich entführen würde.

„Klassische Angststörung", würde ich behaupten.

Auch die Tatsache, dass Theo fahren würde, sorgte bei mir für Unwohlsein, da ich nicht wusste, mit wem ich dann die Selbsterfahrungsgruppe aufmischen sollte oder mit wem ich meinen Alltag rumkriegen sollte. So begann die Woche damit, dass ich mir den Kopf konsequent darüber zerbrach, wer mich in meinem Zimmer belästigen würde und wie langweilig die letzte fünfte

Woche wohl werden würde. Mal wieder verschwendete ich mehr Energie damit, mir Gedanken darüber zu machen, was alles passieren könnte, anstatt es einfach auf mich zukommen zu lassen. Grübeln muss wohl meine Lieblingsbeschäftigung gewesen sein. Ansonsten war ich mal wieder nur frustriert. Trotz meiner gelungenen Systemaufstellung hatte ich meinen Zusammenbruch aus der Vorwoche immer noch im Kopf und ich wurde ungeduldig. Nun war ich schon fast vier Wochen in der Klinik – und von gesund sein war ich ja noch immer Lichtjahre entfernt. In meinen Augen machten meine Mitpatienten ausnahmslos Fortschritte, und ich drehte mich immer mehr im Kreis. Ob dies der Wahrheit entsprach, sei mal so dahingestellt. Auf jeden Fall fühlte es sich so an. Ich erinnere mich gut daran, dass ich dienstags meinen Papa anrief. Ich begann sofort, zu weinen, und sagte ihm, dass ich nicht mehr an mich glaubte. Ich sagte ihm, dass er, sobald ich hier rauskäme, einen Platz in einer Wohngruppe für Menschen mit psychischen Erkrankungen suchen sollte und Erwerbsminderungsrente beantragen könnte. Das fraß mich zwar auf, aber wenn ich leben wollte, war dies meine einzige realistische Perspektive. Des Weiteren ging ich felsenfest davon aus, dass ich entmündigt würde, so „verrückt", wie ich war. Ich sah meine Zukunft in den Händen irgendwelcher Ämter und als „Marionette von Psychiatern und Therapeuten".

Ich möchte nicht, dass dies hier falsch verstanden wird. Ich vertraue in großen Teilen dem deutschen Gesundheitssystem und bin dankbar dafür, dass es für Menschen in Not die Möglichkeit einer gesetzlichen Betreuung gibt, für mich war es allerdings so, dass ich subjektiv einfach immer weiter versank. Ein Jahr zuvor hatte ich mein Abitur in der Tasche, studierte und hatte Bock aufs Leben. Nicht selten wurde von mir behauptet, dass ich „zu Großem" fähig sei.

Und nun saß ich in der Klinik.

Zusammengekauert, mit dem Handy in der Hand schloss ich mit dem „schönen Leben" ab, während ich mit meinem Papa telefonierte. Zudem ärgerte ich mich darüber, dass ich die in der Systemaufstellung gelernten Skills nicht anwenden konnte und mich so verletzlich zeigte.

Dabei ist eben genau das ein wichtiger Bestandteil von Authentizität und von Stärke: So zu sein, wie man eben ist.

An alle da draußen, die vielleicht mal in eine solche Situation geraten: Ihr müsst nicht so tun, als gäbe es sowas bei Euch nicht, weil ihr stark sein müsst. Glaubt mir, die wichtigen Menschen im Leben freuen sich. Sie freuen sich, dass ihr Gefühle zeigt und echt seid. Ich habe diese Erfahrung mittlerweile schon häufig gemacht, und teilweise wurde mir sogar gesagt, dass es sogar „sexy" sei, wenn man Gefühle zeige und eben auch mal eine Träne verdrücke.

Zurück zum verheulten Luca im Wald: Papa stockte die Stimme, und ich glaube, er wusste auch nicht so recht weiter. Er versuchte, mich zu ermuntern, und versprach mir, dass wir jeden nötigen und möglichen Schritt einleiten würden, um mein Leben wieder lebenswert zu gestalten. Mal wieder schluffte ich durch die Wälder und verstand nicht, „was mit mir falsch war". Zudem beschäftigte mich die Frage, warum mich dieses Schicksal treffen musste.
Dies sind Fragen, auf die ich nie eine Antwort kriegen werde. Das ist einfach der Lauf des Lebens. Und ja, ich glaube an das Schicksal, denn sonst wäre ich wohl in diesen Fragen ertrunken. So fand ich zumindest immer noch die Antwort, dass der Lauf der Dinge so einfach seine Richtigkeit hatte und es meine Aufgabe war, mit meinem Päckchen klarzukommen.
Und egal, ob man mir sagen würde, ich sei unheilbar krank oder „gestört", solange ich mich nicht umbringen würde, muss ich

mit dem, was da kommt, ja ohnehin leben. Mit diesen Gedankenstrukturen versuchte ich, meinen destruktiven Gedanken den Treibstoff zu nehmen. Ich lernte, dass man Schreckensszenarien auch mal zu Ende denken muss. Das tat ich auch mit dem Gedanken, dass ich als erkrankter Mensch am existenziellen Minimum leben würde. Ich stellte mir vor, wie ich auf der Straße lebe, und tatsächlich kam da ganz kurz ein angenehmes Gefühl von Freiheit. Ich fühlte mich in diesem Schreckensszenario tatsächlich „frei". Ich begann, die Perspektive zu wechseln, und mir wurde klar, dass ich davon ausging, dass man in dieser Situation unglücklich sein müsse, aber Glück ist individuell. Vielleicht wäre ich ohne Eigentum, frei wie ein Vogel, nie in die Depression gerutscht.

Wer weiß das schon?

Entscheidend ist, dass man vor seiner eigenen Haustür kehrt. Mit dieser Gedankenübung hatte ich es geschafft, der verzweifelten Situation zu entkommen, und ging wieder halbwegs gefestigt zurück in die Klinik. Stolz erzählte ich meiner Therapeutin von meinem Erfolg und sie applaudierte sogar und lobte mich dafür, dass ich es geschafft hätte, meine erlernten Skills in den richtigen Momenten einzusetzen.
Der Rest des Tages verlief ereignisfrei, und wie immer gab es Salat mit Käsebrot zum Abendessen. Das konnte ich mittlerweile auch wirklich nicht mehr sehen.
Ich hatte mich zwar dran gewöhnt und es geschafft, mich sogar mit dem Salat anzufreunden. Dies hatte schließlich lange genug gedauert und ich wurde immer schon dafür belächelt, dass ich nie Salat gegessen habe. Trotzdem wird es irgendwann sehr trist und jeden Abend dasselbe zum Abendbrot ist dann auch sehr langweilig.
Ansonsten war die vierte Woche geprägt von den oben erwähnten Abschieden. Mir fiel es schwer, mich damit zurechtzufin-

den, aber es konnte für meine persönliche Entwicklung auch sehr wertvoll sein, einige Zeit in der Klinik zu verbringen, ohne dass ich mich häufig durch die Anwesenheit Dritter von meinen eigenen Themen ablenkte. Wie ich oben einmal erwähnte, waren vor allem Theo und ich ein unzertrennliches Duo. Das war echt angenehm, und doch schadeten wir uns gegenseitig hin und wieder, denn wir verbrachten zu selten Zeit allein, und das ist für den Genesungsprozess nicht zwingend förderlich. Oft ist es ein notwendiges Übel, den Gedanken freien Lauf zu lassen und die Zeit mit sich selbst auszuhalten. Genau das war jedoch mein Ziel für die fünfte Woche. Ich wollte mich intensiv auf MICH konzentrieren. Donnerstag war es dann so weit. Theo war bereits abgereist und Jürgen stand kurz vor der Abreise. Mein neuer Zimmernachbar musste also heute kommen. Obwohl ich nur etwa eine Woche mit ihm verbringen würde, machte mir dies aber nochmal ordentlich „Muffensausen". Ich nutzte diverse Atem- und Meditationstechniken und versuchte, die Ruhe zu bewahren. Plötzlich kam ich in mein Zimmer und ein sehr netter Mann namens Reiner, er war wohl etwa 60 Jahre alt, trat ein. Sofort war er mir sympathisch und wir kamen ins Gespräch. Er erzählte mir, warum er in die Klinik gekommen sei, und wir unterhielten uns lange über die Abläufe vor Ort. Nun war ich sein „Mentor", zeigte ihm die Räumlichkeiten der Klinik und half ihm, bei den Mitpatienten Anschluss zu finden.

Ich fand das schön, weil ich nun der „alte Hase" war.

Freitags stand meine letzte Vollpfostenversammlung an, da ich in der kommenden Woche abreiste. Mittlerweile kannte ich fast niemanden mehr von meiner Station, und es war sehr merkwürdig für mich. Trotzdem freute ich mich sehr darüber, dass jeder, der abreiste, ein Abschiedsgeschenk bekam, welches ihn immer an die Zeit erinnern sollte. Ich bekam einen Schuh, welcher aus Ton gefertigt wurde, und darin befand sich ein Sonnenschirm.

Er war niedlich und etwa so groß wie ein Kugelschreiber. Dazu wurde eine Geschichte vorgelesen, in welcher das Thema „den eigenen Weg gehen" nochmal konkretisiert wurde. Als Metapher dafür bekamen wir den Schuh – und um uns immer an gute Tage erinnern zu können, hatten wir einen bunten Sonnenschirm darin.

Am kommenden Wochenende stand noch ein Überraschungsbesuch von meiner Mama samt Stiefvater und unserem Hund Joshi an. Ich habe mich, glaube ich, selten so sehr gefreut, aber dieser kleine Pelzfuß hat mir nochmal Kraft gegeben, auch die letzte Woche durchzuziehen und ihn dann wieder an meiner Seite zu haben. Das Faszinierende an so einem Hündchen ist, dass er sich wirklich einfach freut, wenn man ihm Aufmerksamkeit schenkt.

Der fragt nicht nach.
Der erwartet nichts.
Der wedelt einfach mit seinem Schwanz.
Das ist einfach schön.

Nachdem der Besuch weg war, fiel ich zwar wieder in ein kleines Loch, aber prinzipiell war ich für meine Verhältnisse stabil und es gab sogar Momente, in denen ich glaubte, dass ich tatsächlich genesen oder gar geheilt werden könnte. Auch wenn mir das nach wie vor utopisch erschien und ich tief in mir drin überzeugt davon war, dass meine Depression mein Leben für immer bestimmen würde.

Herzlich Willkommen, Neuanfang.

Clueso

Die Aufbruchsstimmung nahm langsam zu. Ich wollte raus aus der Klinik und hatte vor allem vom Essen mittlerweile die Schnauze gestrichen voll. Ich bereitete mich während meiner fünften Woche des Aufenthalts zunehmend auf zuhause vor.

Nachdem ich auch seitens der Klinikleitung meine „Auswilderungsveranstaltung" (unsere Umschreibung für den Therapieblock „Vorbereitung auf zu Hause") hatte, wusste ich nun, worauf es ankommt, wenn ich langfristigen Therapieerfolg haben wollte. Ich setzte mich hin und durchforstete meine Unterlagen. Ich nahm mir vor, Therapiemethoden aus der Klinik in meinen Alltag zu integrieren. Unter Anderem überlegte ich, einen Kurs im Taiko-Trommeln zu belegen oder zuhause Achtsamkeit und Meditationsübungen in meinen Alltag zu integrieren.

Ich wollte nach der Klinik unbedingt schleunigst wieder fit werden. Nun gut, in Ruhe zu Hause anzukommen war mir anscheinend immer noch fremd.

Auch da galt allerdings, dass man die Aktivitäten danach in Maßen betreiben sollte. Nach einer so intensiven Zeit zuhause anzukommen, ist nämlich sehr schwierig. Ruhepausen sind einer der wichtigsten Bestandteile einer Therapie. Leider hatte ich mit diesen Themen nach wie vor meine Probleme und es sollte direkt alles „perfekt" sein.

Ich wollte um KEINEN Preis zurück in meine alten Muster verfallen und bereitete alles akribisch vor. Ich schrieb Briefe an alle meine engsten Freunde und Verwandten. An Papa, Mama, meinen Bruder, Oma Helga und auch an Paula. Allen teilte ich mit, was die Klinikzeit mit mir gemacht hatte und wofür der „neue Luca" einstehen würde. Mir war wichtig, diesen Menschen das mitzuteilen und somit einen gedanklichen Abschluss mit der

Klinik zu finden, auch wenn diese Briefe hochpersönlich waren und ihre Adressaten nie erreichten. Sie waren einfach für mich geschrieben. Ich verbrannte sie und schickte meine Botschaften in den Himmel, in der Hoffnung, dass der liebe Gott sie schon zu verstehen wüsste.

Das half mir, loszulassen: Die Klinik und auch die alten Wertvorstellungen.

Zusätzlich zu meiner beginnenden Aufbruchsstimmung hatte ich noch vereinzelte Therapiesitzungen, in denen ich wohl nur noch körperlich anwesend war. Mich nervten die Vorstellungen von Neuankömmlingen, und auch außerhalb der Sitzungen hatte ich zwar viele Mitpatienten, mit denen ich mich gut unterhalten konnte, aber so wie vor einigen Wochen war es einfach nicht mehr. Ein weiteres Problem war für mich das Autofahren.

Ich entschied mich bewusst dafür, mit meinem eigenen Auto anzureisen und auch wieder allein abzureisen. Für mich war das ein toller Gedanke, selbstständig an- und abzureisen, da ich lernen wollte, ich selbst zu sein und frei zu leben. Davon würde ich jedoch nach meinen Erfahrungen abraten und ich würde die alleinige Anreise wohl nicht nochmal wählen. Allerdings hatte ich nicht erwartet, dass Autofahren für mich nach fünf Wochen mittlerweile eine riesige Herausforderung darstellen würde, außerdem beschäftigten mich die Geschichten vieler Mitpatienten, die zum Beispiel an einer Fahrangst litten. Generell triggerten mich die Geschichten anderer Patienten sehr stark. Ich übertrug deren Probleme gerne auf mich und hatte Angst, im Laufe meines Lebens ähnliche Probleme zu entwickeln.
So verhielt es sich auch beim Fahren.

Eine Mitpatientin, mit der ich in der letzten Klinikwoche viel Zeit verbrachte, litt unter extremer Panik vor dem Autofahren.

Sie beschrieb mir genau, was passierte, wenn sie in ein Auto stieg und versuchte, loszufahren. Sie erklärte detailliert, wie die Panik in ihr wächst, wie sie vor ihrem geistigen Auge einen schweren Verkehrsunfall baut und dass sie mittlerweile nicht mal mehr den Motor eines Autos starten könne.

Das ging mir nicht mehr aus dem Kopf.

Um am Abreisetag nicht wie der Ochs vorm Berg zu stehen, entschied ich mich dazu, eine kleine Probefahrt zu unternehmen.

Ich stieg ins Auto.
Mein Herz begann, sehr schnell zu schlagen, und Panik machte sich in meinem ganzen Körper breit.
Ich betätigte den Startknopf – und dann wurde mir schlecht.
Ich musste mich übergeben.
Ich rannte aus dem Wagen.
Mir war schwindelig und ich konnte unmöglich Auto fahren.

Frustriert nahm ich meinen Schlüssel und schloss mein Auto wieder ab. Mal wieder strömten die Tränen über mein ganzes Gesicht und ich floh auf mein Zimmer. Diesmal rief ich eine Krankenpflegerin zu mir und erzählte ihr von dem, was geschehen war. In meiner Panik war ich mir sicher, dass ich nun unter Fahrangst leiden würde und nie mehr Auto fahren könnte. Da mir Autofahren immer viel Spaß gemacht hatte, war ich mir sicher, dass mein Leben fortan noch sinnloser wäre. Mich frustrierte das und ich war überzeugt, dass ich auf dem Land ohne Auto fast nicht überleben könnte. Ich sah mich zuhause in meinem Zimmer sitzen: allein, verloren, wie ein kleines Kind, ohne Freiheit, ohne die Möglichkeit, mich frei zu bewegen.
Das intensivierte tatsächlich wieder meine Suizidgedanken, da ich mir mal wieder absolut wert- und sinnlos vorkam.
Darüber sprach ich allerdings nicht. Ich wollte der Pflegerin

nicht sagen, dass diese vermeintliche Kleinigkeit so gravierende Folgen für mein Selbstwertgefühl hatte. Mittlerweile war wohl eine Stunde vergangen, in der ich nur weinte und vor mich hin trauerte.

Blöderweise ist Angst so fies, dass sie immer größer wird, wenn Du Dich gegen sie wehrst. Somit war schon vorprogrammiert, was beim nächsten Einsteigen ins Auto passieren würde. Nachdem die Pflegerin ganze Arbeit geleistet hatte und ich mich endlich wieder beruhigt hatte, wurde mir klar, wie dünn das Eis, auf dem ich stand, tatsächlich noch war. Kleinigkeiten wie diese sorgten sehr schnell dafür, dass ich innerhalb kürzester Zeit an mir und meinem Leben zweifelte. Außerdem dämpfte dies meine Euphorie auf zu Hause mal wieder sehr und sorgte dafür, dass ich ernsthaft zweifelte, ob ich noch weiter hier in der Klinik bleiben sollte. Nach Absprache mit meiner Therapeutin wurde mir aber erneut bestätigt, dass meine Heimreise für MEINEN Genesungsprozess wichtig sei, da sich meine Symptome mittlerweile, aufgrund meiner hohen Sensibilität bezüglich anderer Patienten, ziemlich verschlimmerten und meine Ängste nicht weniger wurden.

Eher im Gegenteil.

Der Rest musste und sollte nun zu Hause geschehen. Ich hatte mittlerweile die Skills und Fertigkeiten, um mit meinen Ängsten umzugehen, und auch meine Depression und ihre Entstehung hatte ich in den fünf Wochen, inklusive Systemaufstellung, ausführlich analysiert und aus einem anderen Blickwinkel betrachten können. Vor allem die Entstehung und die tiefenpsychologischen Ursachen waren mir jetzt nochmal um einiges klarer, als dies vor der Klinik der Fall war. Ich bin mir bis heute sicher, dass ich damals die absolut richtige Entscheidung getroffen habe und es für mich nach fünf Wochen gut war, der Klinik den Rücken zu kehren und weiterhin mit ambulanter Psychotherapie meinen

Lebensweg zu finden. Dafür musste ich jedoch zunächst bis nach Hause kommen…

Mit meinem Ehrgeiz wäre es undenkbar gewesen, meine Eltern anzurufen, damit sie mich abholen. Ich wollte selbst nach Hause fahren.

Das hatte ich mir so in den Kopf gesetzt und es gab keine Alternative! Also… Challenge accepted!

Ich rannte einen Tag vor meiner Abreise zu meinem Auto. Sofort machte ich den Motor an und fuhr einfach los. Ich hatte tierische Angst, etwas vergessen zu haben oder gar beim Ausparken jemanden überfahren zu haben. Gleichzeitig schwitzte ich aus allen Poren und mir war einfach nur übel. Ich öffnete das Fenster und fuhr weiter: Es funktionierte, alles lief: Abbiegen, Blinker setzen und Gas geben – so war es richtig.

Dann kam mir ein Auto entgegen. Ich griff das Lenkrad fest und versuchte, so gut es ging auf meiner Spur zu bleiben. Natürlich dachte ich, dass ich mit dem anderen Auto kollidieren würde, und kroch förmlich im Schneckentempo daran vorbei. Nach wie vor war mein Puls bestimmt jenseits von 180 und ich tastete mich durch jede einzelne Kurve. Normalerweise war ich ein guter und umsichtiger Autofahrer. Ich träumte schon immer davon, eines Tages Hobbyrennfahrer zu werden, und jetzt konnte ich nicht mal mehr am Straßenverkehr teilnehmen. Mit der Zeit bekam ich jedoch etwas mehr Sicherheit, obwohl ich mir fast sicher war, dass ich jedes zweite Auto touchiert hatte. Dem war zum Glück nicht so. Nach etwa zehn Minuten war meine Probefahrt beendet und ich ging zurück in die Klinik. Ich war ein wenig beruhigt, dass ich ein Auto noch „bedienen" konnte und keinen Unfall verursacht hatte. Da meine Heimfahrt jedoch über zwei Stunden lang sein würde, erwartete ich immer noch nicht, dieser Aufgabe gewachsen zu sein. Es war auch echt idiotisch, nach einer solchen Belastung direkt allein mit dem Auto nach Hause fahren zu wollen. Mit Achtsamkeit sich selbst gegenüber hatte das wahrhaftig gar nichts zu tun. Nach diesem Selbstversuch stand mein letzter Abend an. Nachdem ich die Abschlussdiagnostik durchlaufen hatte, ging ich ein letztes Mal zu meinem heißgeliebten Abendessen und sehnte mich danach, am kommenden Tage eine leckere Bratwurst bei Oma Helga genießen zu dürfen. Abends saßen wir noch bei einer letzten Runde Kartenspiele zusammen und ein letztes Mal gab es die obligatorische Tasse Tee auf dem Flur, die gerne auch schon mal nach der Nachtruhe getrunken wurde. Dies erfreute die Nachtschwester zwar eher weniger, aber ohne kleinere Witzeleien wäre diese Zeit wohl sehr trist geworden.

Die letzte Nacht war mal wieder sehr kräftezehrend. Ich schlief wohl kaum mehr als zwei, drei Stunden und stand schlapp auf. Morgens grübelte ich über die anstehende Zeit, in der ich ohne den Schutz der Klinik zuhause zurechtkommen sollte. Ob unser kleiner Hund Joshi mich wohl auch so sehr vermisst hatte? Ich ließ die Zeit in der Klink ein letztes Mal Revue passieren und ging mit gemischten Gefühlen zum Abschlussgespräch.
Bis heute habe ich immer noch Schwierigkeiten, diese Zeit im Nachhinein für meinen Therapieerfolg einzuordnen.

Ich habe mit Sicherheit viel gelernt und für mein Leben wertvolle Menschen kennengelernt. Trotzdem bin ich der Meinung, dass ich für diese Klinik phasenweise „zu krank" war und aufgrund dessen viele Therapieangebote nicht richtig nutzen konnte. Auch standen mir meine Persönlichkeit und meine Hochsensibilität phasenweise massiv im Weg. Ich glaube, ich konnte vielen Menschen aus ihren Löchern helfen und hatte immer einen guten Rat parat, aber ich selbst blieb dabei oft auf der Strecke. Die Stärke, die andere Mitpatienten in mir sahen, spürte ich nicht, und deren persönliche Geschichten, die beispielsweise in Selbsterfahrungsgruppen geteilt wurden, belasteten mich und sorgten teilweise für eine Verschlechterung meines mentalen Gesundheitszustandes.

Für mein finales Abschlussgespräch ging ich zu einem anderen Therapeuten, da dieser mich zwischenzeitlich auch betreute und meine eigentliche Therapeutin im Urlaub war. Er sprach kurz mit mir und sagte mir im Anschluss, dass ich ihm mächtig imponiert hätte. Ich sei in jeglicher Therapie trotz meiner Depressionen und Antriebslosigkeit immer voll dabei gewesen und hätte immer versucht, das Beste aus allem herauszuholen. Da dies völlig meiner Eigenwahrnehmung widersprach, konnte ich dieses Kompliment nicht annehmen und sagte ihm, dass er sich wohl irren müsse. Er lachte und bat mich, das Kompliment anzunehmen und weiterhin meinem Weg treu zu bleiben. Zuletzt sagte er mir, dass er mir für meine „Fähigkeiten" als Patient als Schulnote eine 1+ geben würde. Kurz herrschte Stille und im Anschluss kamen die Tränen in mir hoch. Ich bedankte mich bei ihm und er war sichtlich irritiert, dass ich begonnen hatte, zu weinen. Ich erläuterte ihm, dass ich seit Schul- und Studienzeiten immer nur „Einsen" bekommen habe und trotz alledem hier in einer psychosomatischen Klinik gelandet wäre.

Für mich war das ein massiver Trigger.

Dies konnte er allerdings nicht wissen und ich nahm es ihm überhaupt nicht übel. Er entschuldigte sich und wir unterhielten uns noch ein paar Minuten über meine zukünftigen Pläne. Dabei ging es vor allem um meine berufliche Perspektive und darum, ob ich dem Maschinenbau tatsächlich den Rücken kehren wollte. Da war ich mir zu diesem Zeitpunkt noch nicht so sicher. Ansonsten offenbarte ich ihm, dass ich womöglich noch eine kleine Geschichte über die Klinikzeit schreiben wollte. Daraus wurde dann mehr oder minder zufällig dieses Buch.

Dann war ich „frei".

Mit gepackten Taschen stand ich am 07.09.2021 im Foyer der Klinik und atmete ein letztes Mal dort tief ein und aus. Von den anderen Patienten erhielt ich die eine oder andere Abschiedskarte und ging raus.

Raus in die „Freiheit".
Raus ins Leben.
Raus in die Konfrontation mit mir selbst im Alltag.

Gesund fühlte ich mich zwar nicht, aber ich ging mit dem Gefühl, jetzt würde sich zunehmend alles bessern, in Richtung meines Autos. Ich stieg ein und drehte die Musik voll auf. Ich übertönte meine Angst mit Lärm und brüllte die Liedtexte mit. Fahren war nach wie vor eine Riesenherausforderung, aber mit der Zeit fand ich einen erträglichen Rhythmus. Ich hatte mir vorgenommen, die Strecke in zwei Etappen zu fahren und am Nürburgring einen Halt zu machen. Da die Sonne schien und das Wetter sehr angenehm war, bot sich dies an und gleichzeitig konnte ich noch ein paar Rennwagen beobachten, die über die Rennstrecke rasten. So fuhr ich bis dort, pausierte meine Heimfahrt für etwa eine Stunde und spazierte etwas entlang der Rennstrecke. Im Anschluss fuhr ich weiter und ohne größere Schwierigkeiten kam ich im am späten Mittag zuhause an.
Wichtig ist es mir, abschließend zu meiner Klinikzeit einfach zu sagen, dass die Therapie PASSEN muss.

Es gibt nicht DAS Allheilmittel für Erkrankungen, weder im physischen und noch weniger im psychischen Bereich.

Für mich war die vollstationäre Behandlung ein wichtiger Baustein, aber trotzdem war es FÜR MICH persönlich nicht mit dem Erfolg verbunden, den ich mir erhofft hatte. Bei anderen

Mitpatienten war dies allerdings ganz anders. Theo beispielweise schwärmt bis heute von der Klinik und sieht sie als den Wendepunkt seiner Depression an.

Seitdem ging es bei ihm stetig bergauf.

Therapie ist hochindividuell. Genauso wie eine Depression oder jegliche andere „psychische Erkrankung" (Ich mag den Begriff übrigens nicht).

When you try your best, but you don't succeed. When you get what you want, but not what you need.

When you feel so tired, but you can't sleep.

Coldplay – Fix You

Ich kam voller Angst zuhause an. Wie zuhause leben funktionierte, war mir völlig fremd. Ich war ziemlich überfordert, und die Tagesstruktur der Klinik fehlte mir. Ohne diese fühlte ich mich vor allem an den ersten Tagen hilflos und verloren. Nach wie vor litt ich zudem an der Tatsache, dass es mir gefühlt noch immer genau so schlecht ging, wie vor der Klinik.

Ich dachte, ich wäre jetzt gesund und das Leben fortan ein „Ponyhof".

Von wegen, ehrlich gesagt würde ich sogar behaupten, dass es mir nach meiner Klinikzeit noch deutlich schlechter ging als zuvor.

Ich war nämlich aus meinem Rhythmus gekommen.

Ich hatte für fünf Wochen nicht mehr jede Woche ein paar Tage studiert und im Abstrichzentrum gearbeitet. Das sollte jedoch in meiner Vorstellung jetzt wieder möglich sein, und so entschied ich, fünf Tage nach meiner Entlassung, einen Tag arbeiten zu gehen.

Dies war die reinste Katastrophe.

Ein Kollege erzählte von Gruselgeschichten über einen Menschen, der unter Schizophrenie leidet. Er erzählte von seinen Psychosen, und direkt bekam ich eine Panikattacke. In meinem Kopf waren folgende Fragen: „Was, wenn ich schizophren bin? Bin ich etwa gefährlich? Sollten sich andere Menschen vor mir schützen?" Mal wieder musste ich meine Wahrnehmung akribisch prüfen, um zu verstehen, dass ich noch in der Realität anwesend war. Irgendwie schaffte ich es währenddessen, weiterhin meine Arbeit vernünftig zu verrichten, und abgesehen von einer Kollegin, die mir auf dem Weg zum Klo über den Weg lief, hat wohl auch niemand meine Panikattacke mitbekommen. Nach Feierabend setzte ich mich ins Auto und schlief zunächst für etwa eine Stunde, ich konnte nicht mehr.

Der Tag hatte so viel Energie verbraucht. Mein Leben kostete einfach alles an Reserven, die mein Körper aufbringen konnte, um zu überleben.

Ich war völlig frustriert.

Ich war fünf Wochen in einer Klinik, hatte wirklich eine verdammt harte Zeit hinter mir – und nun passierte mir sowas! Ich weinte los, und während ich über die Autobahn fuhr, rief ich meinen Papa an, um ihm mitzuteilen, was passiert war. Mit seiner sehr angenehmen, ruhigen Art schaffte er es schnell, mich wieder zu beruhigen. Ich fuhr nach Hause und legte mich ins Bett. Ich glaube, dass ich danach über zwölf Stunden schlief. Aufgrund meiner Schlafstörungen war dies an und für sich ein riesiger Erfolg, aber der Energieverbrauch eines Arbeitstages frustrierte mich nichtsdestotrotz.

Auch die kommenden ein bis zwei Wochen verliefen sehr ähnlich. Obwohl ich versuchte, alles in der Klinik Gelernte umzusetzen, fühlte ich mich wie der letzte Versager, da einfach alles schief zu laufen schien. Ich hatte keinerlei Rhythmus und in meinen Tätigkeiten fehlte mir der Sinn. Nicht selten saß ich an meinem Schreibtisch und suchte nach dem Sinn. Ich starrte aus dem Fenster und wollte mich an die Klinikzeit zurückerinnern. Ich reflektierte meine Tage fast schon krampfhaft und suchte nach Momenten, in denen ich meiner Meinung nach gut mit mir umging, und nach jenen, in denen ich schlecht mit mir umging und meine Grenzen nicht akzeptierte. Ich fixierte mich sogar zeitweise so sehr darauf, neue Verhaltensweisen anzutrainieren, dass ich einfach gar nichts tat, damit ich nicht in meine alten Verhaltensmuster abrutschte. Blöd nur, dass man erst dann aufstehen kann, wenn man hingefallen ist – und Vermeidungsverhalten ist eine der schlechtesten Ideen, wenn man versucht, sein Leben neu zu gestalten.

So lernte ich Tag für Tag, dass Veränderung nicht auf die sanfte Tour möglich war…

Ein anderes Problem war für mich die Tatsache, dass die meisten meiner Mitmenschen erwarteten, dass ich wieder „ganz der Alte" wäre, da ich ja nun im Krankenhaus behandelt wurde.

„Leider" werde ich allerdings nie wieder „der Alte". Im Rückblick sogar Gott sei Dank, denn der Verdrängung und Missachtung meiner tiefen Bedürfnisse wäre ich irgendwann regelrecht erlegen.

Vor allem in einem Gespräch zwischen Hermann und mir wurde das ganz deutlich. Während er draußen im Garten arbeitete und definitiv eine helfende Hand gebraucht hätte, ging ich teilnahmslos an ihm vorbei. Er fragte: „Hey, Luca, kannst Du mir ein bis zwei Stunden helfen? Ich bräuchte gerade mal jemanden, der mir beim Tragen hilft." Ich entgegnete: „Sorry, Hermann, aber es geht gerade nicht. Ich bin mit meinem Kopf sonst wo unterwegs und muss mich hinlegen…". Ich sah ihm seine Verwunderung an und begann, ihm zu erläutern, dass ich immer noch hart an mir arbeiten müsste, um solchen einfachen Aufgaben nachkommen zu können. Er hakte nach: „Oh, ich muss ehrlich gesagt zugeben, dass ich nach den fünf Wochen davon ausgegangen bin, dass sowas für Dich kein Problem darstellen würde. Aber ist okay, leg Dich ruhig hin." Diese Reaktion fand ich sehr verständnisvoll, und trotzdem kann ich Hermanns Sicht

auf die Dinge gut verstehen, denn auch ich erwartete, dass der-
artige Aufgaben für mich kein Problem mehr darstellen sollten.
So war es jedoch nicht. Ich war einfach noch nicht so weit, und
auch Hermann merkte, dass ich noch Zeit bräuchte und ich
nicht mehr „der Alte" würde. Die eigentliche Genesung beginnt
auch erst nach der Klinik. Da stand mir mein sturer Kopf mal
wieder im Weg. Krisenerfahrene Menschen wollten mir dies in
der Klink bereits mehrfach erklären, aber ich war mir sicher, dass
sie einfach nicht ehrgeizig genug waren und dass ich die Klinik
bestimmt gesund verlassen würde.

So irrte ich nun durch den Dschungel namens Leben.

Ich hatte nach wie vor keine Ahnung, was ich beruflich machen
wollte oder ob ich mein Studium fortsetzen wollte. Wie auch,
wenn man nicht einmal weiß, ob man überhaupt noch leben
mag. Ich war der festen Überzeugung, dass sich diese vielen Fragen in der Klinik „von allein" beantworten würden. Es frustrierte
mich, dass ich all dies nach wie vor nicht wusste, und versank
langsam, aber sicher in einer Lethargie und im Selbstmitleid.
Denkend, dass ich einfach nur ein hoffnungsloser Fall sei. Zum
Glück traf ich mich seit Paulas und meiner Trennung regelmäßig
mit ihrer Mutter Miriam, die mich seit eh und je mit am besten
von allen Mitmenschen verstand und kannte. Völlig losgelöst
von Paula hatten wir über die Jahre eine besondere Beziehung
zueinander aufbauen können und sie war mir auch nach der gemeinsamen Zeit und bis heute eine wichtige Stütze in meinem
Leben. So trafen wir uns auch nach der Klinikzeit zu einem
kleinen Spaziergang am Rursee. Ich begann, zu erzählen, was
ich erlebt hatte, wie es mir ergangen war und ergänzte frustriert:
„Weißt Du, ich glaube nicht, dass mir das da geholfen hat in der
Klinik. Jetzt hasse ich mich noch mehr. Ich bin einfach wertlos
und scheiße…"
Sie ermahnte mich, ich solle mir mal vergegenwärtigen, was ich

alles geschafft hätte, und dass ich doch bitte die ständigen Bewertungen meiner Situation unterlassen sollte – und das war auch richtig.

Die Situation war nun mal einfach so und ich hatte das zu akzeptieren.

Diese Treffen taten mir oft richtig gut, da sie mich immer wieder knackte und ich nach etwa 30 Minuten des Gesprächs wieder lächeln konnte. Mit ihren Coaching-Skills schaffte sie es auch, mir Türen und Möglichkeiten aufzuzeigen, die ich nicht sah, und das war mir vor allem bezüglich der Zukunftsplanung eine echte Hilfe.

Unsere Treffen waren und sind mir bis heute furchtbar wichtig.

Leider hielt der Aufschwung nach solchen Treffen meist nur für einen Tag an. Danach schlug die Depression mit voller Macht zurück.
In der Klinik konnte ich nie verstehen, dass die Depression Menschen bewegungs- und handlungsunfähig gemacht hatte. Bei mir war es stets so, dass ich zwar lebensmüde war, aber fast immer konnte ich mit Hilfe irgendwelcher Energiereserven dafür sorgen, dass ich zumindest lebensfähig war. Dies änderte sich im September/Oktober 2021 zunehmend.

Ich lag sehr oft im Bett und starrte die Decke an.
Ich konnte jedoch nicht aufstehen.

Ich habe einmal ein Bild dazu gemalt: Darauf bin ich zu sehen. Ich liege im Bett mit einem Bleigewicht, das eine Tonne wiegt, und so fühlte es sich an. Das Gewicht erdrückte mich, leider konnten meine Mitmenschen es aber nicht sehen, sodass es ihnen schwerfiel, zu verstehen, warum ich dort lag und nicht aufstand. Mein Opa Gregor war seinerzeit ebenfalls so schwer depressiv, dass er über fünf Jahre lang nur im Bett lag und sein Zimmer nicht verließ. Deswegen war es vor allem für Mama ein erschreckendes Bild, dass ich nun ebenfalls handlungsunfähig dort lag.

Wer will schon seinen jungen Sohn als Abbild seines alten Vaters sehen?

Ich konnte jedoch nichts daran ändern.

Zuvor konnte ich immer noch dagegen ankämpfen. Nun war die Depression stärker. Ich hatte keine Chance.
Auch meine Bewältigungsstrategien aus der Klinikzeit, wie den geregelten Ablauf, musste ich nun über Bord werfen.

Es ging einfach nichts mehr.

Ich stellte mich mental nun darauf ein, dass ich bald in eine psychiatrische Fachklinik müsse und ohne medikamentöse Einstellung wohl keine Chance haben würde.

Mittlerweile konnte ich auch nicht mehr weinen.
Ich war einfach eingefroren, ein emotionaler Eisblock.

So groß und einfach die Welt am Strand, nur Wind und Wolken, nur Meer und Sand.

Carl Peter Fröhling

Während meiner Zeit in der Klinik überraschte mich Papa und lud mich ein, mit ihm Anfang Oktober nach Mallorca zu fliegen. Natürlich machte mir das zunächst wahnsinnige Angst. Ich konnte mir nicht vorstellen, ein Flugzeug zu betreten. Dazu kam die Angst, in einem engen Raum eingeschlossen zu sein. Außerdem ging es mir so schlecht, dass ich mich nicht einmal im Ansatz so fühlte, als könne ich einen Urlaub genießen.

Trotzdem sagte ich zu.

Ich besprach meinen Plan mit meiner Therapeutin und sie fand die Idee ebenfalls gut, auch um meinen Umgang mit Papa, der sich nach der Klinikzeit definitiv ändern sollte, zu trainieren.

So ging es Anfang Oktober zum Flughafen.

Die Fahrt dorthin war mal wieder Stress pur. Ich wollte unbedingt fahren, da ich das ja schließlich immer getan hatte, und es kam, wie es kommen musste…

Am Flughafen war ich natürlich schon absolut platt.

Papa hätte auch problemlos fahren können, aber mein sturer Dickkopf ist einfach hin und wieder stärker als kluges, achtsames Handeln.

Aber… Nobody´s perfect.

Nachdem wir die Koffer abgegeben hatten und zum Boarding

bereitstanden, bildete sich eine Menschentraube um uns herum. Der Schweiß bricht aus, alles um mich herum verschwimmt und dreht sich…Während ich diese Zeilen schreibe, spüre ich die damalige Angst, als wäre es jetzt in diesen Sekunden geschehen.

In der damaligen Situation begann ich eine Atemübung und konnte meine Emotionen damit regulieren. Dies wiederholte ich erneut, nachdem wir im Flugzeug saßen und die Türen geschlossen wurden. Start und Landung sorgten mal wieder für Herzrasen, aber ansonsten war ich absolut positiv überrascht. Gerechnet hatte ich damit, während des Fluges völlig durchzudrehen, aber ich schaute die meiste Zeit einen Film und genoss einfach die unendliche Freiheit der Wolken. Nach der Landung kam sogar wieder eine ganze Menge Energie in meinen Körper zurück. Ich konnte regelrecht spüren, wie sich ein Tatendrang in mir breit machte und ich mich sogar freute, etwas zu unternehmen. Wir fuhren ins Hotel und gingen relativ zeitnah schlafen.

Am nächsten Morgen wachte ich von der Sonne Mallorcas auf.

Es war tatsächlich acht Uhr, ich hatte fast genau acht Stunden geschlafen. Das war wie ein Wunder für mich. Keine zwölf Stunden Schlaf, keine drei bis vier Stunden Schlaf. Nein, einfach ein GESUNDER Schlaf. Ich fühlte mich beim Aufstehen gut, und nach einem ausgiebigen Frühstück stand einem den Umständen entsprechenden schönen Urlaubstag nichts mehr im Wege. Endlose Tage am Strand taten mir gut, und abgesehen von meiner endlosen Grübelei waren meine Symptome wesentlich milder. Immer häufiger fand ich Zeit und Ruhe, um zu reflektieren. Ich setzte mich hin und schrieb mir auf, wie es mir ging und wann neue und alte Verhaltensweisen mein Handeln bestimmten. Was ich mir für zuhause vornahm, schien nun auf Mallorca zu funktionieren. So wie zuvor nur in der Klinik. Außer kleiner er Aussetzer gab mir dies dennoch einen regelrechten Aufwind.

Auch habe ich es am vorletzten Tag des Urlaubs geschafft, mit Papa über die Systemaufstellung zu sprechen.

„Hey Papa, können wir mal in Ruhe ein bisschen quatschen?" Er antwortete: „Klar, Luca, kein Problem! Immer doch! Was gibt es denn?"

Mir schlotterten die Knie.

Ich hatte Angst, durch meine ehrlichen Aussagen unser Verhältnis zu schädigen, aber ich wusste, dass Ehrlichkeit nötig war. Ich sagte ihm: „Papa, ich habe in der Klinik ein Familiensystem aufgestellt. Teil dieses Systems waren Hermann, Du und ich. Ich möchte Dir einmal erklären, was ich daraus gelernt habe, und Dir die Möglichkeit geben, verstehen zu können, was ich überhaupt in der Klinik gemacht habe." Er schaute etwas verdutzt, da er wahrscheinlich überrascht davon war, dass die Aufstellung aus Hermann und ihm bestand und dies seit eh und je eine schwierige Konstellation war. Ich ergänzte: „Papa, Du musst wissen, dass es in meinem Leben zwei Männer gibt, die mich maßgeblich geprägt haben. Einer ist mein PAPA. Das bist Du, nur Du. Hermann ist aber für mein Leben auch wichtig. Ich habe sogar mehr Zeit meines Lebens mit ihm verbracht als mit Dir."

Papa schluckte kurz und ich glaube, dass diese Aussage in ihm etwas ausgelöst hat, da er immer versuchte, Hermann aus dem Weg zu räumen. Die Situation war aber nun anders. Er musste jetzt nicht mehr „sein Kind beschützen", sondern ich war nun erwachsen, fällte meine eigenen Entscheidungen und diese Aussage war in Stein gemeißelt. Nach einiger Zeit der Stille fuhr ich fort: „Ich wollte Dir dazu sagen, dass ich nicht immer mit Deinem Umgang mit Hermann einverstanden gewesen bin. Als Kind konnte ich oft nicht unterscheiden, wer mir gut gesonnen war, und durch die Tatsache, dass alle Feste stets getrennt gefeiert wurden, habe ich es nicht geschafft, eine feste Bindung aufzubauen und leide bis heute darunter, dass ich in zwischen-menschlichen Beziehungen immer wieder in für mich fast uner-trägliche Zustände rutsche. Auch habe ich sehr darunter gelitten, dass Du Hermann, aus deiner Perspektive verständlicherweise, oft erniedrigt hast. Ich hätte mir allerdings gewünscht, als Kind weniger häufig in der Schusslinie zu stehen, da ich Dein Problem mit ihm in meiner Kinderwelt nicht verstehen konnte und ich als Kind nie verstand, warum ihr beiden nicht einfach mal ein Bierchen trinkt…" Danach war mal wieder kurz Stille und Papa antwortete: „Danke, dass Du so ehrlich zu mir bist. Luca, ich bin stolz auf Dich! Du bist ehrlich und traust Dich, auch mal den Finger in die Wunde zu legen. Auch mal dahin, wo es schmerzt. Natürlich ist das Thema für mich schwierig, da ich mir meinen Lebenslauf als junger Mann wohl ganz anders vorgestellt hatte." Danach sagte er einen Satz, der mir wohl für immer in Erin-nerung bleiben wird:

„Weißt Du, Luca, wir sind alle nur einmal Eltern. Und wenn ich Dir zuhöre und Deinen Standpunkt wahrnehme, hätte ich wohl anders gehandelt. Ich war allerdings auch jung und mit mir beschäftigt. Schön, dass wir darüber gesprochen haben und wir ehrlich zueinander sind. Danke und es tut mir leid, wenn Du Dich in manchen Situationen als kleiner Junge so gefühlt hast und ich meinen Beitrag dazu geleistet habe."

Wir umarmten uns und mir fiel ein gigantischer Stein vom Her-zen. Es gab keinen Ärger. Wir konnten uns immer noch in die Augen sehen und Papas Reaktion war wesentlich angenehmer, als ich es erwartet hätte. Meine ambulante Therapeutin, die mich nach der Klinik weiter betreute, riet mir sogar vor dem Urlaub von diesem Gespräch ab, sie sagte mir: „Reden ist Silber, Schwei-gen ist Gold. Manchmal ist es auch mal besser, nichts zu sagen und Prozesse laufen zu lassen." Obwohl ich mir dies zu Herzen nahm, konnte ich Papa nicht wirklich in die Augen sehen und hatte das Verlangen, das oben beschriebene Gespräch mit ihm zu führen. Heute sage ich: ZUM GLÜCK! Das war ein Akt der Selbstfürsorge, zu dem ich zwei Jahrzehnte nicht in der Lage gewesen war. Ich bin meinem Gefühl gefolgt und habe das getan, was mein Bauch gesagt hat. Mit diesem angenehmen Gefühl hoben wir an diesem Abend die Gläser und tranken das ein oder andere Bier. Gelegentlich trank ich mittlerweile im Übrigen wieder Alkohol. Jedoch nur in Gesellschaft und in erheblich kleineren Mengen als zu meinen Studienanfangszeiten.

Insgesamt waren wir rund eine Woche auf Mallorca, und dies war zwischen allen dunklen Wolken in meinem Leben mal ein Sonnenstrahl. Es war wesentlich besser, als ich es erwartet hatte. Leider gab es auch wieder eine Rückreise.

Während des Urlaubs witzelte ich bereits mit Mama, dass ich einfach ein Urlaubsmensch sei und dies meine Bestimmung sei. Und tatsächlich wurde die Rückreise zu genau dem, was ich nicht wollte. In dem Moment, als ich den Flughafen in Palma betrat, ging es wieder los. Ich schwitzte und hatte Angst, die Realität würde sich verzerren. Ich wollte mich verstecken und den Rest der Menschen vor Ort vor mir schützen. Ich hatte Angst, dass ich sie gefährden könnte. Ähnlich verlief auch der Rückflug. Mein Puls muss wohl jenseits von 180 gewesen sein und ich fühlte mich dreckig. Zum Glück war ich dieses Mal ehrlich und bat Papa darum, die Strecke vom Flughafen bis zu uns nach Hause zu fahren, da ich wieder völlig platt war und nicht dazu im Stande war, Auto zu fahren. Am späten Abend brachte er mich zu Mamas Haus, wir verabschiedeten uns und bedankten uns gegenseitig für die schöne Zeit, die wir geteilt hatten. Ich hoffte, dass ich einen großen Teil dieser positiven Energie nun mitnehmen könnte und es nun endlich bergauf ginge. Es kam anders.

Die erste Nacht daheim war wieder eine Katastrophe.

Zu wenig Schlaf, Albträume und allgemeines Unwohlsein begleiteten mich und ich wusste einfach, dass es wieder bergab gehen würde. Ich stand mal wieder absolut gerädert auf und versuchte irgendwie, positiv nach vorne zu blicken. Auf Mallorca hatte ich zumindest einige großartige Skills erlernt, die mir in diesen Situationen helfen konnten. So hatte ich zum Beispiel die tägliche Reflektion bezüglich meiner Verhaltensmuster übernommen, sodass ich achtsamer und bewusster durch meinen Alltag ging, obwohl dieser wahrhaftig nicht angenehm oder gar schön war.

Die Depression ist das Totenreich der Lebendigen!

Thomas S. Lutter

Langsam kam die dunkle Jahreszeit näher und ich wusste nicht, wie ich damit umgehen sollte. In den Jahren zuvor war es mir egal, welche Jahreszeit war. Ich fand, dass jede Jahreszeit ihren Charme hatte, auch wenn ich den Sommer immer mit Abstand am meisten genoss. Dieses Jahr war aber auch der Sommer nicht besonders schön und vor allem durch meine psychischen Probleme belastet. Der Herbst sorgte da nicht besonders für eine Aufbruchstimmung in mir. Im Gegenteil: Es regnete in Strömen, es wurde dunkler, klassisches Herbstwetter.

Meine regelmäßigen Spaziergänge mit Joshi wurden unregelmäßiger und ich schaffte es nicht mehr, mich aufzuraffen und meiner Routine zu folgen.

Ich versank wieder in meiner Depression. Das Grau der Welt draußen schien der ideale Spiegel meines Inneren zu sein.

Ich wachte jeden Morgen auf und war mir sicher, dass ich in die Psychiatrie müsse und dass ich dringend Medikamente bräuchte. Des Weiteren lag ich fast ausschließlich im Bett und hatte keinerlei Energie mehr. Dementsprechend „schön" waren auch meine Arbeitstage im Abstrichzentrum im Oktober und November. Ich war ausschließlich mit mir beschäftigt und oft hatte ich vor lauter Müdigkeit gar keine Kraft mehr, die Augen offenzuhalten. Mittlerweile verzweifelte ich auch in meiner ambulanten Therapie. Sowohl meiner Therapeutin als auch meinem Heilpraktiker erörterte ich meine Situation und ich glaube, dass beide doch eher negativ überrascht waren, dass die Klinikzeit mich womöglich noch tiefer in eine Krise hatte fallen lassen. Ich schaffte es nicht mehr, in meinen Rhythmus zu kommen, und versuchte krampfhaft, Tag für Tag zu überleben.

Ich sehnte mich förmlich nach dem Tod.

Zahllose Anekdoten schwirren durch meinen Kopf. Ich fühle mich um Jahre zurückversetzt in die Situationen meines Lebens, die ausweglos schienen im Vergleich zu dem, was nun in mir vorgeht. Ein Zeitsprung…
Abends lag ich im Bett und betete, dass ich nicht mehr aufstehen müsste.
Tagsüber zwang ich mich dann von Mahlzeit zu Mahlzeit und vergaß zeitweise sogar, meine Bedürfnisse zu befriedigen. Ich aß fast nichts und trank vieeeeeeel zu wenig. Das ging über Wochen so und ich kann mich gut daran erinnern, dass mittlerweile sogar ein Druck in mir groß wurde, der mir befahl, mich selbst zu verletzen.
Ich hasste mich so sehr, dass ich mich nicht wert fühlte, zu leben. Ich fantasierte, wie angenehm es wohl sein müsse, sich seine Arme aufzuritzen, oder dass die Welt auch ohne mich derselbe Ort bleiben würde. Zum Glück gab es immer wieder einen Widerstand in mir, der stärker war als jeder Gedanke und jeder Impuls.

Dieser Widerstand war und ist die Hoffnung auf eine bessere Zeit.

Während ich dort saß und mich nach meinem Tod sehnte, fand ich immer wieder Hoffnung und erinnerte mich an Zeiten, in denen es anders gewesen war. In denen ich lachte und in denen ich Spaß am Leben hatte. Ich hoffte, dass dieser Zustand womöglich wiederkommen könnte, und wollte dabei sein. Zudem wollte ich meine Familie und meine Freunde nicht allein lassen und konnte es nicht übers Herz bringen, mir etwas anzutun. In diesen dunklen Stunden kämpfte ich für SIE weiter, mich hatte ich aufgegeben. Aber der Gedanke, diesen Menschen wehzutun und wie unfassbar egoistisch das wäre, sorgte dafür, dass ich weiterkämpfte und die Hoffnung nicht verlor.

Ein weiterer Aspekt, der mir Auftrieb gab, war der Glaube. Seit dem Ende meiner Schulzeit hatte ich mich fast nicht mehr mit meinem Glauben auseinandergesetzt. Mein Papa riet mir allerdings aus seinen eigenen dunklen Tagen, dass es manchmal helfe, alle seine Sorgen beim lieben Gott abzuladen. Das tat ich fortan. Wenn ich abends ins Bett ging und es mir richtig dreckig ging, rief ich „meinen Gott" an. Ich erzählte ihm von meinem Tag und meinen bösen Dämonen, die mich brechen wollten. Außerdem glaube ich daran, dass meine beiden verstorbenen Opas auf mich aufpassen. Das ist MEIN Glaube und hat nichts mit dem Christentum oder der katholischen Kirche zu tun, obwohl ich behaupten würde, dass ich mein Leben nach den zehn Geboten lebe und ich gläubiger Christ bin. Aber der Glaube daran, dass meine Opas auf mich Acht geben würden, das ist MEIN Glaube. Opa Gregor, der Vater meiner Mutter, war in meiner Fantasie eine Art Mentor für mich. Er durchlebte selbst schwerste Depressionen und ich glaubte daran, dass er mich durch diese Zeit lotste. Außerdem stellte ich mir oft vor, was er mir raten würde, und hatte das Gefühl, dass ich ihm immer ganz nah war und, dass uns ein schweres Schicksal verbindet: die Depression.

Opa Dietholf, der Vater meines Vaters, war ein ganz anderer Mensch. Aber er war als Kind immer mein Held. Ich liebte ihn heiß und innig und sein Tod stürzte mich im Jahre 2011 in meine erste komplizierte Krise. Er war Maschinenbauer und ich war immer stolz, dass ich sein Werk im Maschinenbau fortsetzen würde. Als ich begann, zu erkranken, hatte ich ihm gegenüber ein schlechtes Gewissen, dass ich den Ruf der Familie beschädigen könnte. Das tat mir furchtbar weh. Mit der Zeit war ich mir aber sicher, dass er nun noch viel stolzer auf mich wäre. Er sah mich kämpfen von da oben. Ich glaubte fest daran, dass auch er immer bei mir war und mich stützte und daran, dass er mir immer ein Mutmacher und stets stolz auf mich war, wenn ich eine Welle der Depression überstand. Auch wuchs in mir mehr und mehr die Überzeugung, dass ich kein Familienwerk fortzusetzen hatte und ihm nichts schuldig war. Nein, in meinem Glauben war Opa Dietholf wie ein guter Freund, der mir beibringen wollte, wie ich es schaffen konnte, gut mit mir umzugehen.

So baute ich mir langsam, aber sicher ein Netz auf, in das ich immer wieder fallen konnte, das aber nie riss. Ich fiel immer wieder hin und hasste mich, lag im Bett oder verzweifelte an meiner Situation, ABER ich begann, an mich zu GLAUBEN. Das ging zwar nicht allein, aber ich hatte ja meine imaginären Helfer immer mit dabei. Die beiden haben mir stets geholfen, und nach wie vor gehe ich regelmäßig in die Kirche und bete dort. Das ist ein festes Ritual geworden und ich zünde immer zwei Kerzen an, um meiner beiden Opas zu gedenken.

Um einen schönen Vergleich zu nennen, fühlte ich mich immer noch wie ein Schiff im Sturm, das zu kentern droht. Nach wie vor schaukelten Wellen der Depression an meiner brüchigen Bordwand und rissen das ein oder andere Leck in mein Boot. Mein Schiff hatte keinen Kompass und ich war völlig orientierungslos. Mein Glaube fühlte sich jedoch so an, als würde meine Bordwand robuster.

Die Wellen kamen und schlugen gegen mein Schiff, aber es kamen keine neuen Lecks mehr dazu. Der Glaube machte mich also wieder etwas robuster.

Obwohl es mir immer noch beschissen ging, nahm ich mir also vor, einen neuen Sprung zu wagen.

Ende Oktober sollte meine Oma Helga in eine Reha fahren und ihre Wohnung stand für drei Wochen leer. Sie bot mir an, in dieser Zeit dort zu wohnen, um das Alleinleben nochmal zu testen. Ich fühlte mich der Herausforderung keineswegs gewachsen, aber ich fuhr zu meinem Heilpraktiker und verstän-

digte mich mit ihm darauf, dass ich meinem Gefühl folgen sollte und es doch einfach mal probieren könnte. Mit diesem positiven Gefühl fuhr ich nach Hause und packte meine Sachen. Es war Sonntagabend und ich entschied, dass ich die nächste Zeit in Oma Helgas Wohnung verbringen wollte. Die Wohnung ist relativ modern eingerichtet, sodass ich mir gut vorstellen konnte, mich dort für ein paar Wochen wohlzufühlen. Ich packte meine Sachen dort aus und sagte zu mir selbst: „Come on, Luca, KEEP FIGHTING!
Du schaffst das! Du hast schon mal allein gelebt und jetzt ist es an der Zeit, das zu wiederholen und wieder selbstständig zu werden!"

Mit diesem positiven Spirit fand ich mich in Oma Helgas Wohnung ein und kochte mir noch ein leckeres Abendessen. Der Gedanke, wieder für mich sorgen zu können, motivierte mich und ich nahm mir fest vor, jetzt wieder aus dem Loch zu krabbeln. Am nächsten Morgen war mir klar, dass ich diese Rechnung wohl ohne die liebe Depression gemacht hatte. Ich hatte kein Auge zugemacht: Kein Schlaf, absolut nichts. Ich grübelte lediglich die ganze Nacht: Darüber, ob dies wohl der richtige Schritt sei. Darüber, dass ich einfach nur ein schlechter Mensch sei.

Entsprechend sah meine Motivation am nächsten Morgen aus. Ich nahm mir vor, ein ausgiebiges Frühstück zuzubereiten und es mir gemütlich zu machen. Tatsächlich trank ich einen Tee und schob mir eine trockene Scheibe Brot rein. Ich merkte an meinem Bauchgefühl, dass ich sehr unruhig war. Montagmorgens hatte ich oft Probleme, Kraft und Motivation für die nächste Woche zu sammeln. Ich zitterte am ganzen Körper, ich konnte nicht mal meine Tasse halten und versuchte zu meditieren. Ich hatte einfach keine Chance.
Dann versuchte ich, zu schreiben, dabei fuhr ich mit meinem

Stift nicht nur über das Blatt, sondern gleich über den ganzen Tisch. Ich zitterte so stark, dass das Schreiben unmöglich war. Außerdem konnte ich in diesem Zustand der puren Verzweiflung keinen klaren Gedanken mehr fassen.

Es war die reinste Folter.

Ich entschied mich, zu duschen: Erst kalt, dann warm. Ich erhoffte mir, dass ich dadurch vielleicht meinen Kreislauf anregen könnte und mich wieder besser fühlte. Es half alles nichts. In der Dusche verließ mich die Kraft meiner Beine und ich sank zu Boden. Ich saß dort in der Dusche meiner Oma, völlig erschöpft, taub, verloren und am Ende meiner Kräfte. So zog mal wieder Minute um Minute ins Land, während das Wasser an meinem Körper abperlte und ich mir sicher war, dass ich sterben würde. Ich war mal wieder an dem Punkt, dass die Depression stärker war als ich. Dieses Mal dachte ich allerdings, dass mein Körper kapitulieren würde und ich mir nicht mal etwas antun müsste, so unangenehm und schwer fühlte sich mein Körper an. Es würde schon einfach so klappen und ich würde für immer einschlafen. Erdrückt und erdrosselt von meinen Ängsten. Nach etwa einer Stunde spürte ich langsam wieder etwas Kraft in meinen Gliedmaßen und richtete mich ganz langsam auf. Nach wie vor zitterte ich am ganzen Körper und verstand nicht, was mit mir geschah. Ich war völlig durch den Wind. Ich rief Papa an und fragte, ob er mir etwas zum Essen bringen könne, da ich nicht in der Lage war, zu kochen. Allerdings war ich bei meinem tatsächlichen Gesundheitszustand nicht so ehrlich. So verständigten wir uns darauf, dass ich zu ihm kommen würde. Das hieß, dass ich mit dem Auto dort hinfahren sollte. Super Idee, ich ging in Omas Keller und begab mich in ihr Auto. Normalerweise war das das Normalste auf der Welt. In dieser Zeit war das für mich anders. Ich zitterte am Lenkrad und löste die Handbremse, danach versuchte ich, einen Gang einzulegen und scheiterte daran. Ich atmete tief durch und sagte zu mir selbst: „Okay, Luca, ganz ruhig, durchatmen! Du SCHAFFST DAS!" Nach einiger Zeit fuhr ich dann vorsichtig aus der Tiefgarage. Sofort liefen mir Tränen durchs Gesicht und auch Papa hatte wohl damit zu kämpfen. Ich war kreidebleich und konnte kaum reden. Mir fehlten die Worte, um meinen Zustand zu beschreiben.

Ich wollte lieber tot sein, als zu leben.

Ich flehte Papa an und bat um Hilfe. Ich wollte, dass er mich ins Krankenhaus bringt. Ich wollte in eine psychiatrische Fachklinik. Ich dachte, dass man mir doch irgendwo auf diesem Planeten helfen können müsste, wenn ich es schon nicht konnte. Und ich konnte einfach nicht mehr!

Nach einiger Zeit gab Papa mir etwas zu essen und einige homöopathische Beruhigungsmittel. Diese halfen mir, zumindest zitterte ich nicht mehr am ganzen Körper und konnte wieder sinnvolle Sätze aus meinem Mund bringen. Zwar viel wirres Zeug, aber ein bis zwei Sätze konnten einen Sinn ergeben. Nachdem wir längere Zeit miteinander verbracht hatten, waren wir uns nun in einem einig:

Ohne Medikamente lief hier gar nichts mehr.

Nach gut einem Jahr, in dem es mir beschissen ging, war es nun so weit. Ich wollte mich auf Antidepressiva und andere Medikamente einlassen. Es war mir einfach egal. Für mich zählte nur, dass sich mein Zustand verbesserte. Ich hatte sowieso nix mehr zu verlieren. Entweder würde ich in den nächsten Tagen oder Wochen draufgehen oder mir ginge es besser.

Und dafür war ich bereit, jeden Preis zu zahlen.

Ein Medikament kann als wirksam bezeichnet werden, wenn dessen Begleiter-scheinungen die Gesund-

heit weniger gefährden als die Krankheits- ursache.

Daniel Mühlemann

Also gut, mein Entschluss stand fest und ich hatte beschlossen, dass ich nun Medikamente nehmen würde. Aus meiner längeren Erfahrung mit meiner Depression hoffte ich, dass mir ein Medikament der Klasse der SSRI (Serotonin-Wiederaufnahmehemmer) verschrieben würde, da diese als nebenwirkungsarm und wirksam gelten.

Ich würde jedem an einer Depression erkrankten Menschen (sofern möglich) ohnehin empfehlen, sich intensiv mit der Thematik Medikamente auseinanderzusetzen und sich nicht irgendwas einzuschmeißen, da Antidepressiva leider gerne „mit der Gießkanne" sehr großzügig verschrieben werden. So zog ich am nächsten Tag los und rief bereits am frühen Morgen mehrere Psychiater an. Selbst in einem Krankenhaus rief ich an, aber der nächste mögliche Termin wäre für mich in sechs Wochen gewesen. „Sechs Wochen…", sagte ich zu mir selbst und ergänzte: „Das überlebe ich nicht!" Ich packte all meinen Mut zusammen, und bei der siebten Praxis, die ich anrief, fauchte ich die Arzthelferin förmlich an und drohte ihr, rechtliche Schritte einzuleiten, falls ich abgewiesen würde.

Grundsätzlich halte ich von solchen Methoden persönlich nichts. Leider hat man aber, wenn man in eine psychische Krise oder Notsituation gerät, keine Chance. Entweder man verhält sich entsprechend oder man fällt durchs Raster und muss sich mit endlosen Wartezeiten vergnügen. Das ist leider die Realität, in dieser Hinsicht ist Deutschland ein trauriges Entwicklungsland.

Nach meinem Anruf zog ich sofort los. Es war 8:30 Uhr und ich saß im Wartezimmer in einer Praxis für seelische Gesundheit. Obwohl ich bereits in einer psychosomatischen Klinik gewesen war, waren diese Praxen für mich nach wie vor abschreckend. Ich hatte das Gefühl, „unter Irren zu sein" und nie mehr gesund zu werden. Dieses Problem habe ich bis heute in ambulanten Praxen der medizinischen Fachrichtung Psychiatrie, da man hier wesentlich anonymer ist als in der Klinik. Dort kannte man „die Irren" ja zumindest. Aber im Wartezimmer schaut man sich höchstens beschämt an, was mich in meiner Situation zusätzlich belastete. Aber hey, alles besser als tot.

Nach kurzer Wartezeit wurde ich schon aufgerufen und hatte ein Gespräch mit einem relativ jungen, aber sehr netten Arzt. Ich war immer noch aufmüpfig, da ich auf eine ausführliche Anamnese bestand und wusste, dass viele Psychiater gerne nach fünf Minuten ein beliebiges Medikament verschreiben, obwohl es nie ein vernünftiges Aufklärungsgespräch gab. So nahm sich der Arzt Zeit, und insgesamt war ich fast eine Stunde in seinem Behandlungszimmer. Dafür bin ich unfassbar dankbar, da mir Wertschätzung, trotz (und auch wegen!) meiner Situation, furchtbar wichtig war.

Ich erzählte ihm von meiner verzweifelten Situation und beschönigte leider auch vieles, da ich furchtbar viel Angst davor hatte, „in die Klapse" eingesperrt zu werden (obwohl ich stellenweise genau nach ihr die größte Sehnsucht hatte). Und dann diese unbändige Angst vor Kontrollverlust in Form einer Zwangseinweisung. Ich hatte Angst. Blanke Angst vor einer veranlassten Einweisung gegen meinen Willen. Zwar ich dem Wechsel meiner Stimmungen ausgeliefert, aber meine Selbstbestimmtheit nach außen war immer noch ein hohes Gut für mich. Trotzdem würde ich diese Beschönigung nicht noch einmal so vornehmen, da schon WIRKLICH! viel passieren muss, um zwangseingewiesen zu werden, und selbst dann ist ohne richterlichen Beschluss keine unfreiwillige, lange Aufenthaltsdauer zu erwarten.

Trotzdem schilderte ich meine Symptome und er empfahl mir ein Präparat. Ich dachte mir: „Jackpot! Das hätte ich mir selbst verschreiben wollen!" Ich kannte aus der Klinik andere Menschen, die dieses Medikament nahmen und es damit schafften, wieder in die Spur zu gelangen.

Zufrieden verließ ich die Praxis und hatte mein ersehntes Arzneirezept in der Hand. Ich wusste, dass diese Präparate eine gewisse Zeit bräuchten, um zu wirken, aber ich hatte wieder ein wenig Hoffnung – und dies, obwohl ich dieses Medikamenten-Zeug eigentlich verteufelte. Auch kratzte es an meinem ohnehin nicht vorhandenen Selbstwertgefühl, dass ich nun als 21-Jähriger mal wieder auf meine Pillen „angewiesen war". Mein Zittern und mein absolut unerträgliches Gefühl hatten im Übrigen mittlerweile wieder leicht abgenommen, und obwohl ich quasi keinen Schlaf bekam, fühlte ich mich den Umständen entsprechend besser als an den Vortagen. Am selben Tag rief ich meinen Bruder an und wir räumten meine Sachen wieder aus der Wohnung meiner Oma Helga. Nach gut einer Woche allein in ihrer Wohnung sah ich dieses „Projekt" des Alleinwohnens als abgeschlossen und „fehlgeschlagen" an.

Ich war einfach noch nicht so weit.

Der erste Tag meiner Tabletteneinnahme war der Startschuss zu ersten Nebenwirkungen, die bereits nach wenigen Stunden anfingen. Ich bekam Kopfschmerzen und mein Hinterkopf kribbelte ganz unangenehm, außerdem wurde mein Kopf sehr warm und ich fühlte mich etwas fiebrig. Schnell begann ich, Angst zu bekommen, ich kannte das sogenannte lebensgefährliche Serotonin-Syndrom und dachte, dass ich nun mit Sicherheit diese Nebenwirkung hatte. Ich sprach mit anderen Menschen, die dieses oder vergleichbare Präparate nahmen, und sie beruhigten mich, dass ich einfach mal ein paar Tage abwarten sollte. So machte ich es auch. An den kommenden Tagen ging es mir ähnlich, aber in meinem Körper machte sich eine Art „Frieden" breit. Ich lag im Bett und konnte nicht mehr denken.

Ich lag einfach stundenlang da und genoss die Ruhe. Ich war völlig eins mit meinem Raum und meiner Umwelt. Es war ein wenig wie ein dauerhafter Zustand der Meditation.

Mein Bruder kam einmal in mein Zimmer und sagte:
„Ey, Luca, Du siehst zwar immer noch echt scheiße aus, aber ganz ehrlich: Gib mal was von Deinem Zeug da. Du siehst furchtbar entspannt aus und wirkst sehr ruhig. Das will ich auch mal haben…"

Natürlich war das nicht ernst gemeint, aber zumindest hatte ich für einen kurzen Zeitraum mal so etwas wie Ruhe und das Leben war mal wieder einen Hauch erträglicher.

Ein Zustand, der jedoch nicht von langer Dauer war.

Nach etwa vier bis fünf Tagen hörten diese Nebenwirkungen auf und außer Erektionsproblemen und anderen kleineren Nebenwirkungen merkte ich nicht mehr viel von meinem Medikament. Ja, es war und ist tatsächlich so. Ich hatte und habe Erektionsprobleme, und das ist ein Zustand, der für einen Mann nicht besonders einfach zu akzeptieren ist. Das kratzte sehr an meinem Selbstwertgefühl, aber in meiner Situation war dies wohl das kleinste Übel. Ich gewöhnte mich daran, am Morgen meine Pillen zu nehmen, und fand meinen Frieden damit, solange es mir helfen würde.

Wandere durch Dein Leben Schritt für Schritt, geh nicht allein, nimm Freunde mit. Rutschst Du mal aus, bleib ja nicht liegen, denn

wer nicht kämpft, kann auch nicht siegen.

Meiner Vorstellung nach passte wohl nichts besser zum Rentnerleben, als meine Erektionsprobleme dem Klischee nach nun auch noch durch eine Wall-fahrtswanderung zu unterstreichen. Während der Zeit, in der ich eigentlich bei Oma Helga leben sollte, hatte ich mich für eine Wanderung angemeldet.

Aus der Klinik hatte ich mitgenommen, dass Wandern und Na-tur wichtige und maßgebliche Therapiebestandteile seien. Auch wollte ich diesen Anlass nutzen, um meinen Glauben weiter zu festigen. Ich fand den Gedanken, sich intensiv mit Gebet und Pilgern auseinanderzusetzen, verlockend. Mit diesem Gedan-kengut im Gepäck ging ich mit einer Wandergruppe nach Bar-weiler. Insgesamt standen etwa 70 Kilometer pro Tour auf dem Programm, somit ein Tagespensum von etwa 35 Kilometern. Da wir den Weg hin- und zurückgehen wollten, betrug die Gesamt-dauer der Wanderung also vier Tage. Ich entschied mich dafür, die ersten drei Tage mitzugehen und am vierten Tag auszusetzen.

So stand ich Donnerstagmorgen um 5:30 Uhr auf und war bereit, zu pilgern.

Zumindest wäre ich gerne bereit gewesen.

Mal wieder war ich kaum dazu in der Lage, mich zu bewegen. Ich schleppte mich irgendwie vom Bett bis ins Badezimmer, um danach mit der Zahnbürste in meinem Mund rumzustochern. Ich fühlte mich wie vom LKW überrollt und war kurz davor, aufzugeben, bevor die Reise überhaupt begonnen hatte. Mama rief schon nach mir, da wir natürlich zu spät dran waren, und so fuhren wir los – auf zur Pilgerfahrt. Gemeinsam mit ein paar Leuten aus meiner Familie und einem weiteren Bekannten trafen wir uns am Startpunkt und verluden unsere Taschen ins Begleitfahrzeug. Dort biss die Angst zum ersten Mal zu. Es war stockfinster, und so früh war ich üblicherweise nicht auf den Beinen. Ich schaute mich um und hatte Angst, beobachtet zu werden. Das Begleitfahrzeug war für mich absolut bedrohlich, da es im hinteren Fahrzeugteil keine Fenster hatte. So begann mein innerer Monolog. Ich dachte: Oh je, die werden uns bestimmt alle entführen oder unsere Sachen wegbringen. Das ist ein böser Ort hier! In mir stieg mal wieder die Panik auf. Ich schwitzte und wollte weg. Ich nahm mir einen kurzen Moment und trank etwas Wasser. Mit der Zeit flachte meine Panik ab und ich setzte mich mit den anderen Pilgern in Zweierreihen in Bewegung. Wir begannen mit diversen Rosenkranz-Gebeten und ich kam in einen leicht meditativen Zustand. Ich faselte die Gebete zwar mit, aber versuchte mich auf die aufgehende Sonne in den Bergen der Eifel zu konzentrieren.
Das Wandern in Reih und Glied und das Beten hatten wirklich eine ganz eigene Magie, vor allem in den frühen Morgenstunden. Ich fühlte mich leicht wie eine Feder, und mit der Zeit spürte ich, dass ich in meinem Körper genügend Energie hatte, um die Tour bestehen zu können. So ging es mir bis zur Mittagspause

gut. Aber dann kam die Pause. Zum ersten Mal unterbrachen wir das Beten. Im Handumdrehen begann mein Kopf zu rödeln.

Wirre Gedanken, Angst und Panik fluteten meine Stimmung und Suizidgedanken überfielen mich wie eine Welle. Ich suchte mal wieder nach dem Sinn und fand ihn nicht.

Ich fragte mich, was eigentlich mein Beruf oder meine Berufung sei, und fand nur die Antwort: GAR NICHTS. Ich war frustriert, als andere Pilger über ihren Beruf oder Ausbildung sprachen, und ich fühlte mich wieder wie eine absolute NULL. Blankes Überleben konnte doch nicht mein Ziel sein. Vor allem: In einer Welt, die für alle reich an Möglichkeiten war, sollte ich abgeschnitten von jeglichem Potential mein Dasein fristen?

Wie jemand, der es nicht wert ist, zu leben – jemand, der nur den anderen auf der Tasche liegt und den Sozialstaat in Zukunft Geld kosten würde.
Dies wollte ich aber meinen Mitmenschen nicht antun, und mal wieder sehnte ich mich danach, doch bitte friedlich für immer einzuschlafen. Dieser Umschwung ging mal wieder sehr schnell. So schnell, dass ich es selbst nicht schaffte, es zu begreifen.

Mir ging es nicht lange vor dieser Situation noch erträglich, und eine eigentlich angenehme Pause sorgte dafür, dass ich mal wieder abstürzte und keinen Sinn mehr sah. In etwa so blieb meine Stimmung für den restlichen Tag und meine Grübeleien bezüglich meiner Zukunft oder des Sinns des Lebens belasteten mich nun noch mehr. Auch während der Gebetsphasen konnte ich nicht mehr abschalten und genießen. Bis zum Abend verharrte ich in diesem Zustand und meine Hauptaufgabe bestand darin, niemanden merken zu lassen, wie sehr ich in dieser Zeit mit mir kämpfte, da ich keine Lust hatte, als „Psycho" oder „kranker Junge" abgestempelt zu werden.

Um etwa 16 Uhr erreichten wir unser erstes Etappenziel und bestellten Pizza.

Ich war fix und fertig.

Die Pizza war zwar unglaublich lecker, aber ansonsten wollte ich nur noch ins Bett, in der Hoffnung, etwas Schlaf finden zu können. Überraschenderweise schlief ich gut. Erneut war mein Schlaf in einem völlig fremden Bett wesentlich besser als zuhause, und am nächsten Tag war ich bereit für die nächste Etappe. An den nächsten Tagen passierte nichts Besonderes mehr. Meine Grübeleien waren nach wie vor unerträglich und mein mentaler Gesundheitszustand ließ definitiv zu wünschen übrig. Es war mal wieder eine Tortur. Einzig und allein die körperliche Erschöpfung trug dazu bei, dass ich mich mental zeitweise besser fühlte. Ansonsten war ich Samstagabend wieder zuhause und der gewünschte Effekt des Pilgerns blieb aus. Ich fühlte mich in meinem Glauben nicht bestärkt, und auch sonst hatte ich mir von dieser Auszeit von meinem Alltag mehr erhofft.

Leider ist und bleibt das Leben einfach kein Wunschkonzert.

In dieser Zeit was es trotzdem noch einmal wichtig, sich im Aushalten zu trainieren. Oft kann man gegen die Gedankengänge und die häufige Grübelei nichts tun, aber man kann es aushalten – und genau das war hier gefragt:
Die Akzeptanz einer beschissenen, aber (noch) unveränderlichen Situation.

I need one of those long hugs where you kinda forget whatever else is happening around you for a minute.

Marilyn Monroe

Das Jahr neigte sich langsam dem Ende zu und allmählich schaute ich auf 2021 zurück. Ich weiß noch, wie ich am 01.01.2021 bei meiner Oma Helga war und wir uns einig waren, dass 2021 definitiv ein besseres Jahr werden würde. Langsam dämmerte mir allerdings, dass dies nicht der Wahrheit entsprach.

2021 war die Hölle.

Das ganze Jahr war geprägt von Höhen und Tiefen, von Trauer und Schmerz. Und noch immer war keine Besserung in Aussicht. Ich hatte zwar die knallharten Tage bei Helga überlebt und konnte tageweise arbeiten, aber von einem Leben zu sprechen, das wäre völlig vermessen gewesen. Ich lag nach wie vor oft stunden- oder tagelang im Bett und hatte keinerlei Antrieb. Ein Arbeitstag war für mich so wie früher ein ganzer Monat. Um es kurz zu fassen, könnte ich sagen, dass ich nach wie vor die Hölle auf Erden durchlebte.

Anfang Oktober hatte ich versucht, mein Studium wieder aufzunehmen. Diesen Versuch begrub ich nun, einen Monat später, endgültig und verschob das Weiterstudieren auf unbestimmte Zeit. Nach ausführlichen Gesprächen mit der psychologischen Studienberatung wurde mir klar, dass es einfach nicht ging und es mir schaden würde, zu studieren.

Loslassen war auch hier wieder das Zauberwort, das Loslassen von einer „alten Wertvorstellung".

Das Studium ist zwar wichtig und Wissen ist eines der stärksten Dinge, die man sich aneignen kann, aber Gesundheit geht vor – seelische und körperliche! Es gelang mir mittlerweile immer besser, dies zu verinnerlichen, und außer, wenn ich mich mit meinen alten Kommilitonen traf, hatte ich selten das Gefühl, deshalb minderwertig zu sein.

Aber ich brauchte ein Ziel. Die Depression ist fies. Man kann nicht mehr. Man ist völlig erschöpft. Man ist des Lebens müde und dem allen zum Trotz führt der einzige Weg hinaus über den Weg der Aktivität, der Ruhe, der Gelassenheit und des Spaßes. So wenig man das in den schwierigsten Momenten glauben kann, so ist es doch so.

Dies wurde mir im November auch bewusst. Ich suchte mir Ziele und Aktivitäten, die für mich realistisch klangen. Ich traute mir zwar nichts zu, aber ich wollte es probieren. Bei meinem Coaching für langzeiterkrankte Studierende kamen mein Coach und ich auf die Idee, dass ich es doch mal mit etwas Sozialem versuchen solle. Ganz ohne Druck, ehrenamtlich und einfach um wieder eine Beschäftigung zu haben. Bei meinen Recherchen stieß ich auf die studentische Initiative „Rocke Dein Leben". Dabei betreut man als Mentor einen Schüler aus sozial schwächeren Verhältnissen und hilft diesem auf dem Weg in den Job oder allgemein in ein selbstbestimmtes Leben. Die Mentees sind üblicherweise zwischen 13 und 15 Jahre alt, und ich dachte, dass ich durch meine Lebens- und Studienerfahrung mit Sicherheit den Teenies weiterhelfen könnte. Natürlich hatte ich auch riesige Gewissensbisse, da ich mich selbst oft als „bösen Psycho" sah und dachte, dass es nicht zu verantworten sei, so junge Menschen von einem „Klapsengänger" begleiten zu lassen. Wenn man mich schon nicht auf mich selbst loslassen konnte, wie dann bitte auf die Welt und Andere?

Außerdem hatte ich Angst, dass ich wieder in eine Klinik müsste und dann meine Mentoring-Programm auf der Kippe stünde. Das wollte ich jedoch auf keinen Fall, denn was ich tat, das tat ich schon immer richtig.

So stand ich wieder allein im Regen, mit Sorgen über Sorgen. Eines Morgens überwand ich mich dann doch und schrieb eine Bewerbung an „Rocke Dein Leben". Ich erhielt sehr schnell eine Rückmeldung und wurde zu einem Infoabend in der Stadt eingeladen. Meine inneren Dämonen sagten zu mir: „Da sind viele Menschen, die wollen Dir bestimmt etwas. Du bist es nicht wert, dort zu sein. Lass es lieber, nicht wenn Du Dich nicht mal konzentrieren kannst" – und so weiter…
Ich fuhr trotzdem hin.

Mit schlotternden Knien und in der Überzeugung, einen Fehler zu machen. Und siehe da – der Abend verlief besser als gedacht. Ich verstand mich gut mit den Vorsitzenden des Vereins und außer meiner eigenen Blockaden stand einem Engagement als Mentor nichts mehr im Wege. Ich war sehr glücklich, dass ich zeitlich absolut flexibel und die Tätigkeit nicht allzu zeitintensiv wäre, da ich mir nicht viel zutraute.
Trotzdem sagte ich zu. Eine Woche später sollten wir die potentiellen Mentees kennenlernen und im Rahmen eines Matchings den für uns passenden Schüler finden.
Ich schlief mal wieder schlecht, da ich mir so viele Sorgen machte, dass ich mich übernehmen oder ein schlechter Mentor sein könnte. Das erdrückte mich völlig, und täglich haderte ich mit der von mir getroffenen Entscheidung. Eine Woche später ging es nach Aachen zum Matching und ich war nach der Fahrt schon völlig platt. Ich ging in den Raum, in dem das Matching stattfinden sollte. PAAAAAANIIIIKKKKKK, Schweiß auf meiner Haut, Chaos in meinem Kopf.

Ich war so verwirrt, dass ich mich als FRAU Luca Bischoni vorstellte. Direkt wurde ich rot, aber zumindest war die Stimmung aufgelockert…
Diejenigen, die schon länger im Verein waren, veranstalteten das Treffen, und nach einiger Zeit kamen die Schüler in den Raum.

Die Atmosphäre war angenehm und ich hoffte, dass ich mich mit meinem Mentee gut verstehen würde. Nach einiger Zeit hatte ich meinen Mentee und wir verstanden uns auf Anhieb gut, wir passten einfach zusammen. Zum Schluss gingen wir noch etwas essen, und dort verabschiedete ich mich auch relativ schnell, da ich merkte, dass ich am Ende war. Ich war froh, es durchgezogen zu haben und einfach die Idee in die Tat umgesetzt zu haben, aber meine Sorgen und Ängste, die ich vorhin beschrieben habe, blockierten jegliche Art von Freude.

Natürlich war das ein großer Schritt in Richtung selbstbestimmtes Leben, den ich im November getan hatte. Die nächste richtig heftige Flutwelle Depression stand aber leider auch bevor. Ende November musste ich an zwei aufeinanderfolgenden Tagen arbeiten. Das war zwar nicht besonders glücklich geplant, aber ich dachte mir, dass ich das schon irgendwie wieder schaffen würde. Ich fuhr morgens zur Arbeit, war einfach genervt und hatte so wie fast immer ein unangenehmes Körpergefühl im Gepäck. Ich ging in die Umkleiden, zog mich um und fühlte mich mal wieder so, als hätte man mir ein Goldfischglas über den Kopf gestülpt. Ich hörte dumpf, meine Umwelt war wie von einem grauen Umhang bedeckt und meine gesamte Wahrnehmung war absolut getrübt. Trotzdem begann ich meine Arbeit. Nach wie vor war ich unheimlich gut darin, meine inneren Konflikte zu überpinseln, und abgesehen von blasser Haut und Augenringen konnte man mir nicht ansehen, dass ich einen verzweifelten Kampf mit mir und gegen mich austrug.

Ich schleppte mich durch den Tag und verließ das Abstrichzentrum um 18:30 Uhr.

Plötzlich tropfte es vor meine Füße.

Ich schaute in den Himmel und sah keinen Regen. Es tropfte aber trotzdem. Erst nach einigen Minuten merkte ich, dass ich weinte. Weinte wie ein Schlosshund. Ich wusste nicht, warum, und ging wie ein Zombie zu meinem Auto. Ich kann diesen Zustand mit Worten nicht beschreiben. Diejenigen, die schon mal eine Depression durchlebt haben, kennen ihn wahrscheinlich.

ICH FÜHLTE NICHTS, keine Trauer, keine Wut.

Man hätte mich vermutlich anbrüllen können und es hätte sich in meinem Körper nichts geregt. So schleifte ich mich zu meinem Auto und fuhr über die Autobahn nach Hause. Im Auto hörte ich traurige Musik und aus Weinen wurde schnell Schluchzen und Schreien. Vor lauter Tränen sah ich nichts mehr und hielt auf einem Rastplatz.

Ich stieg aus dem Auto und legte mich ins Gras. Ich konnte nicht mehr stehen. Ich lag dort und wartete. Irgendwann kamen keine Tränen mehr. Ich rief Papa an und sagte ihm, was passiert war und dass ich bald bei ihm sei.

Ich kam an – und sofort weinte ich wieder los. Für mich stand etwas zu essen bereit, aber ich konnte nicht essen. Ich saß am Tisch, ohne Worte, wie eine Statue. Besorgt guckten Papa und seine Frau mich an und nahmen mich in den Arm. Als ich langsam wieder vernünftig atmen konnte, begann ich ein paar wenige Worte über meine Lippen zu bringen:

„Du, Papa, weißt Du, wie das ist? Stell Dir mal vor, Du wärst ein elektrisches Gerät und funktionierst mit Strom aus der Steckdose. Dann kommt einer und zieht Dir den Stecker. Dann geht das Gerät aus. Und so, genauso fühle ich mich!"

Ihr werdet es ahnen, dass diese Geschichte auch die des Buchtitels ist. Diese Metapher halte ich nach wie vor für die Beste, die meinen Zustand beschreiben kann.

Es ging mir zwar etwas besser, aber abgesehen von den paar Worten, die ich stammelte, weinte ich immer noch ohne Pause. Nach einiger Zeit entschied ich mich, rauszugehen und einige Meter zu spazieren. Ich ging im T-Shirt bei etwa null Grad raus und merkte es nicht mal.

Frieren oder ein körperliches Gefühl zu spüren, war gar nicht möglich.

Ich zog los, weinte und bat den lieben Gott, mich von meinen Qualen zu erlösen, sodass ich entweder zu ihm kommen könnte oder dass wieder alles so würde wie früher. Erst nach einer Stunde beruhigte ich mich langsam und begann, zu frieren. Ich ging wieder nach Hause und sagte: „Ich muss ein Feuer machen!" Ich verriet Papa nicht, warum, packte einige Sachen aus dem Speicher zusammen und zog los zu unserer Feuerstelle. Papa kam mit, da er etwas besorgt darüber war, dass ich in meinem Zustand Feuer machen wollte. Ich erzählte ihm, dass ich meine Sachen von früher verbrennen wollte. Die Sachen aus der Zeit, in der noch „alles gut" war. Hauptsächlich waren das Dinge aus Paulas und meiner gemeinsamen Zeit, da diese für mich der Inbegriff meines „alten Lebens" waren. Alle alten Bilder und ein Pappmaché-Herz, welches sie für mich angefertigt hatte, warf ich auf die Feuerstelle und entzündete alles.

Es war befreiend. Ich spürte, wie eine Last von mir abfiel.

Ein leichter Frieden stellte sich in mir ein, ich wurde in meinen Gedanken wieder klarer und mir wurde erneut bewusst, dass es nie mehr so werden würde wie früher. LOSLASSEN – auch in Form eines Feuers – war der einzige Weg, um der Abwärtsspirale zu entkommen.

Nachdem ich mich lange mit Papa am Feuer unterhalten hatte

und alles verbrannt war, fuhr ich wieder nach Hause zu Mama. Ich musste schließlich am nächsten Tag arbeiten. Schlau war diese Idee logischerweise nicht, aber ich wollte mich auch nicht krankmelden und brauchte die Ablenkung. So stand am nächsten Morgen um acht Uhr die nächste Fahrt zur Arbeit an. Mein Kopf war schwer, meine Augen so geschwollen, dass ich fast nichts sah. Aber ich ging arbeiten. In dem Moment, als ich auf der Arbeit ankam, saß die Maske.

Ich war mal wieder „der andere Luca“: der Fleißige, der Engagierte.

Auch wenn es mir an diesem Tag schwerfiel, merkte wohl tatsächlich niemand, was mit mir los war. Es passierte nichts Spektakuläres und der Arbeitstag zog so vorbei. Schön war es nicht und ich fragte mich mal wieder den ganzen Tag nach dem Sinn meines Tuns und dem allgemeinen Sinn des Lebens. Um 18:30 Uhr war dann Feierabend. Ich ging los zum Auto und: Déjà-vu: Ich begann zu weinen ohne Ende. Ich spürte einen starken inneren Druck.

Ich wollte mich verletzen und die Vorstellung, mir Schmerz zuzufügen, war auf einmal wunderschön für mich. Ich suchte nach irgendeiner Möglichkeit, meine inneren Konflikte rauszulassen. Irgendwie schaffte ich es, diesem IMMENSEN Druck immer wieder standzuhalten und mir keine Narben zuzufügen.

Ich schrie und hatte so viel inneren Schmerz in mir, dass ich mich krümmte. Wieder schleppte ich mich zum Auto und schaffte es irgendwie bis zu Mamas Haus.

Dort angekommen wollte ich unter die Dusche springen, da ich mich scheiße fühlte und nicht wollte, dass mich jemand in meinem Zustand in meinem Zimmer vorfand. Also ab in die Dusche, dachte ich mir. Das warme Wasser prasselte auf meinen erschöpften Körper und fühlte sich auf meiner Haut sehr an-

genehm an. Meine Tränen vermischten sich mit dem Dusch-
wasser und ich merkte gar nicht mehr, dass ich weinte. Plötzlich
hatte ich auf meinem linken Ohr einen Tinnitus. Ich hörte nur
ein lautes Piepen. Zeitgleich ließ die Spannung in meinen Beinen nach und mein Blick wurde trüb. Ich sank langsam zu Boden
und fühlte mich wie in einem Film: Als würde die Realität einfach so an mir vorbeiziehen und ich kein Teil mehr davon sein.
Das Wasser prasselte weiter auf mich ein und ich lag nun auf
dem Boden der Dusche, regungslos und völlig erschöpft. Be-
drohlicherweise fühlte sich dieser Zustand für mich aber friedlich
an, da ich zur Ruhe kam.
Jene Ruhe, nach der sich mein Geist sehnte, die ich ihm allerdings nicht gab.

So lag ich dort, wie benebelt. Nach etwa dreißig Minuten wurde
das Wasser eiskalt, was ich aber nur begrenzt bemerkte. Ich lag
weiter dort, und insgesamt zwei Stunden später hörte ich, wie
mein Bruder nach Hause kam und nach mir rief. Ich konnte ihm
zwar nicht antworten, aber er kam ins Bad, da er mich nicht fand.
Er wurde sofort blass und beugte sich zu mir runter: „Luca, was
hast Du genommen? Bist Du jetzt völlig durchgedreht?", fragte
er mich. Ich entgegnete, dass ich tatsächlich nichts genommen
oder getrunken habe und ergänzte: „Enrico, ich weiß nicht,
warum ich hier so liege und was mit mir passiert, aber bring mich
rüber in mein Bett… Bitte!"
Er half mir auf und brachte mich in mein Bett. Nach kurzer Zeit
schlief ich ein, und obwohl ich noch enorme Schlafprobleme
hatte, wachte ich erst nach vierzehn Stunden Schlaf wieder auf.
Ich hatte es überstanden, schonte mich an den darauffolgenden
zwei Tagen und verbrachte sie im Bett. Langsam ging der November vorbei und ich stellte mich mental auf die Weihnachtszeit
ein. Bevor der Monat vorbeiging, entschied ich mich allerdings
noch für etwas „Verrücktes".

Ich wollte mir ein Tattoo stechen lassen.

Meine Wahrnehmung davon war bis vor Kurzem noch, dass das doch einfach ein „Asi-Stempel" sei und Tattoos etwas für „Verrückte" seien. Trotzdem wollte ich einen Kompass auf meinem Fußgelenk. Nach allem, was ich durchgemacht hatte, wollte ich jetzt einen Marker unter meiner Haut tragen, der mich immer wieder darin erinnern sollte, was ich durchlebt hatte und aus welchen Löchern ich gekrochen war. So fuhr ich nach Aachen – mit der festen Überzeugung, dass ich tätowiert wieder heimkehren würde.

Ich zog es durch.

Ich kniff nicht und trage nun einen Kompass auf meiner Haut, der mich nie im Stich lassen wird. Für mich hat dieser eine besondere Bedeutung, und jedes Mal, wenn ich darauf schaue, schöpfe ich neues Selbstbewusstsein und stehe zu mir. Auch wenn ich gerne meine Bedürfnisse unter denen meiner Mitmenschen ansiedele, hilft mein Kompass mir dabei, um mich herauszumanövrieren.

So beendete ich den November mit einem persönlichen Paukenschlag. Niemals hätte ich mir das zugetraut und nun fühlte ich mich doch mehr als Luca als zuvor.

Nach dem Stechen meines Tattoos fing ich zu schreiben an. Noch am selben Tag durchforstete ich abends meine alten Aufzeichnungen aus der Klinikzeit und war fest entschlossen, diese auf der Stelle zu verbrennen und den „alten Mist" hinter mir zu lassen.

Ich fing allerdings damit an nochmal meine alten Tagebücher zu durchforsten und die wichtigsten Kapitel erneut durchzulesen. Sofort kamen mir die Tränen und mein innerer schwarzer Hund sagte zu mir: „Du wirst niemals daraus kommen! In den letzten Monaten ist es nur noch schlimmer geworden, und nicht einmal eine Klinik kann Dir helfen!" Innerhalb dieser Gedankenstrudel

verfing ich mich und sehnte mich sogar wieder in die Klinik zurück, da ich dort ja zumindest verstanden wurde.
Aber es nützte alles nichts.

Wie lautet der Titel eines Songs der Band Queen:

The Show must go on!

Und so war es auch. Ich wusste, dass es immer weitergehen musste, und so fing ich das Schreiben an... Die wichtigsten Seiten meines Tagebuches fing ich an, abzutippen, und wollte doch einen kleinen Bericht über die schwierigste Zeit meines Lebens anfertigen.
Die Betonung liegt hierbei auf einem KLEINEN Bericht – und für mich war klar, dass den NIEMALS ein Mensch jemals lesen würde. So hatte ich schlussendlich an jenem Tag, an dem ich ALLE Erinnerungen an die schlimmste Zeit meines Lebens, in der ich zweifelsohne noch steckte, verbrennen wollte, begonnen, mein Buch zu schreiben.

Anstelle eines großen Feuers hatte ich am Abend völlig unbewusst die ersten zehn Seiten geschrieben, und ich merkte nicht einmal, wie viel ich zu Papier gebracht hatte.

Oft gibt uns ein Bruch die Gelegenheit zu einem neuen Aufbruch.

Monika Kühn-Görg

Durch einen Zufall hatte ich Anfang Dezember die Möglichkeit, zur Untermiete in eine Wohnung in Aachen zu ziehen. Ich war jedoch sehr skeptisch und traute mir nach alldem, was ich in den vorigen Wochen erlebt hatte, vieles zu, aber allein beziehungsweise in einer WG zu wohnen definitiv nicht. Ich hatte Schreckensszenarien vor meinem inneren Auge, wie ich hilflos in der Badewanne läge, da ich mich nicht bewegen könnte oder dass der Lärm der Stadt mich völlig durchdrehen lassen würde. Da ich jedoch nichts zu verlieren hatte und ich nur an Erfahrung gewinnen konnte, sagte ich für einen Monat zu, mit der Option, auf drei Monate zu verlängern.

So packte ich Ende November 2021 meine Sachen zusammen.

Am gleichen Morgen traf ich mich vor meinem Umzug noch mit Paula in einem Café. Es war Zufall, dass diese beiden Ereignisse auf denselben Tag fielen. Zunächst machten wir einen Corona-Test und setzten uns dann zum Frühstück zusammen. Ich freute mich darauf und war sehr dankbar dafür, dass Paula dem zustimmte und wir uns auf neutralem Boden treffen konnten. Nach einigen Startschwierigkeiten und hoher Nervosität meinerseits saßen wir uns nun mit einem Kaffee gegenüber. Zunächst fragte Paula mich: „Hey, Luca, warum hast Du mich denn jetzt eingeladen?", und ich antwortete mit: „Ähm, joa... Ich weiß das gar nicht so genau. Ich hatte das Gefühl, dass ich Dich noch einmal treffen müsste. Ich weiß nicht, warum. Aber gib mir die Möglichkeit, mit Dir zu reden." Sie willigte ein, ich schilderte ihr meine Situation der letzten Monate und bat sie darum, da sie als angehende Sozialarbeiterin viel Ahnung in diesem Bereich hatte, mir ein paar Anregungen zu geben, wie ich am besten mit meinen Symptomen leben könnte. Es war sehr angenehm, aber schnell kamen bei uns beiden die Tränen. Ich erklärte ihr, dass unsere Trennung lediglich der Auslöser für meine seelische Krise war und die Ursache schon seit frühester Kindheit in mir schlummerte. Zum Glück konnte ich damit auch ihre Schuldgefühle besänftigen, da sie sich viele Vorwürfe machte, für mein Leid verantwortlich zu sein. Dem war aber wohl kaum so. Im Gegenteil, eher hatte sie mir die Augen geöffnet. Im Anschluss sprachen wir über ihre persönliche Situation, sodass meine Geschichte nteressanterweise zunehmend aus dem Fokus rückte, und trotzdem war es ein wunderschönes Gespräch, von dem wir beide profitieren konnten. Wir waren uns schließlich nach wie vor vertraut.

Um es zu benennen, waren wir eher wie Geschwister zueinander. Gefühle spielten keine Rolle mehr, aber man wusste genau um die Baustellen der anderen Person.
Ein riesiges Gefühl der Befreiung umgab mich bei meiner Fahrt in die Aachener Pontstraße, das Epizentrum der Stadt. Kneipen, Klubs und Menschenmassen. Dort sollte ich also nun in einer WG leben. Total logisch, wenn man meine Geschichte liest…

Ich, der teilweise nicht aß oder trank, da ich es schlichtweg vergaß.

„Geile Idee", sagte ich zu mir selbst und packte meine Sachen in mein Zimmer.
An den ersten Tagen weinte ich unermüdlich und wollte nach Hause. Ich vermisste meinen Bruder und seine lustigen Eskapaden zuhause. Ich vermisste Mama und vor allem vermisste ich den kleinen Joshi, der mir in jeder Situation wieder Kraft

gab und dem ich alles erzählen konnte. Ich wollte nicht ohne ihn in Aachen sein. Zu allem Überfluss stand am 01.12. noch meine Booster-Impfung an und ich vertrug schon die vorigen Impfungen sehr schlecht. Logischerweise wurde meine mentale Gesundheit dadurch nicht gerade besser. Zum Glück gab es die Mensa, sodass ich zumindest täglich genug aß, da ich dort jeden Tag mein Essen holte und dies fest in meinen Tagesablauf eingeplant war. So hatte ich einen mehr als holprigen Start in der Stadt, aber ich wollte nicht aufgeben, da ich die Wahl hatte: Zuhause sein... Dort wusste ich schon seit einer Ewigkeit, dass es mir schlecht ging oder: Aachen... Da ging es mir zwar auch kacke, aber ich hoffte schließlich, dass es ja vielleicht besser werden könnte.

Also blieb ich dort.

Da meine Mitbewohnerin das Wochenende in Aachen verbrachte und auch meine Therapeutin mir empfahl, mal eine Auszeit von zuhause zu nehmen, blieb auch ich dort.
Zum Glück hatten Lisa, meine Mitbewohnerin, und ich kreative Ideen und machten beispielsweise Samstagmorgen Pfannkuchen, sodass uns nicht langweilig wurde und wir eine gute Zeit hatten. Trotzdem fühlte ich mich nicht wohl, aber ich war zumindest beschäftigt und so schlimm, wie es im November gewesen war, war es nun auch nicht mehr.

Mein Schreibprojekt nahm auch immer mehr Form an, und fast jeden Tag freute ich mich darauf, meine Erfahrungen zu Papier zu bringen. Schreiben war während meiner Krise eine meiner besten Bewältigungsstrategien. Wenn es mir nicht gut ging, schrieb ich einen Eintrag in mein Tagebuch – und genau dasselbe tat ich, wenn es mir gut ging. Beim Stöbern durch diese alten Notizen merkte ich, dass ich langsam loslassen konnte, und viele der schmerzhaften Erfahrungen und Erinnerungen lösten keine negativen Gedanken mehr in mir aus.

Zum ersten Mal kehrte so etwas wie Leichtigkeit wieder in mein Leben ein.

Dies habe ich dem Schreiben zu verdanken, denn dadurch konnte ich meine Problematik auch aus einer „Meta-Ebene" beobachten und viele meiner inneren Konflikte konnte ich nun langsam, aber sicher verstehen. So habe ich auch meine familiäre Situation im Dezember noch einmal aufgemalt und meine Rolle als Papas und Mamas Sohn endlich zugelassen. Langsam dämmerte mir, dass ich nicht für das Glück und Leben meines Bruders verantwortlich war und bin und in meinem Leben glücklich sein darf.

So verging Stunde um Stunde, Tag um Tag, während ich durch meine alten Tagebücher stöberte und meine Gedanken dazu niederschrieb.
Plötzlich erschrak ich beim Öffnen meiner Buch-Datei und stellte mit Erstaunen fest, dass ich mittlerweile 50 Seiten geschrieben hatte. „50 Seiten! Das ist fast schon ein halbes BUCH!", sagte ich zu mir selbst.
Zum ersten Mal verschwendete ich einen Gedanken an mein Buch... Diesen verwarf ich allerdings sofort wieder und entschied mich innerlich dazu, meine persönliche Geschichte unter Verschluss zu halten und niemals mit jemandem zu teilen. Trotzdem druckte ich dieses Skript mit seinen 50 Seiten aus und legte es auf meinen Schreibtisch.

Der Tag danach. Unbemerkt steht mein Vater mit meinem Skript in der Hand und versinkt in meinem Geschriebenen. Bei Papa war es mir völlig egal, dass er dies lesen würde, denn er hatte ohnehin fast alles mitbekommen. Nach einiger Zeit schaute er mich mit freundlicher Miene an und fragte ganz vorsichtig: „Hör mal, hast Du mal darüber nachgedacht, das zu veröffentlichen?

Ich denke, dass dies anderen Menschen in einer Krise weiterhelfen könnte, und ich finde Deine Arbeit toll!"

Ich erschrak, wusste nicht recht, wie mir geschah und entgegnete: „NEIN, PAPA! Das wird nicht öffentlich! Ich habe keine Lust, dass jeder dahergelaufene Mensch meine Geschichte kennt, und außerdem ist das ja so, als würde ich mich nackt ausziehen und am Brandenburger Tor rumlaufen! Sowas mach ich nicht!"
„Na gut, überlege es Dir trotzdem", gab Papa mir noch mit auf den Weg.

Dieses Gespräch blieb mir im Kopf, und auch Tage danach quälte mich nun die Frage, ob Papa vielleicht zurecht die Frage nach einer Veröffentlichung stellte.
Zunächst schrieb ich jedoch unbeeindruckt davon weiter und freute mich daran, dass das Schreiben dafür sorgte, dass ich mich zunehmend selber therapierte und ein Experte für mein eigenes Wohlbefinden wurde.
So verbachte ich fast den gesamten Dezember in Aachen. Ich lebte mich dort nach und nach ein und telefonierte oft mit meinen Eltern, aber nach Hause fuhr ich nicht. Ich sagte im Dezember jedoch auch einem weiteren Gegenstand „Bye Bye".

Ich verkaufte mein Auto.

Für mich war das wichtig und ein guter Schritt hin zu einem freien Leben, da das Auto nicht nur für meinen Lebensstil viel zu teuer geworden war, sondern auch, weil dieser BMW 1er sinnbildlich für das war, was ich vor meiner Krise verkörpert hatte.
Ich hatte mich aber verändert und das Auto passte einfach nicht mehr zu mir. Auch wenn ich es wirklich geliebt hatte und ich viel Spaß mit ihm gehabt hatte, war es an der Zeit, das Auto abzustoßen. Es tat auch nicht sonderlich weh, es abzugeben. Mir fiel ein Stein vom Herzen, als ich das Auto bei meinem Käufer ab-

stellte und den Schlüssel abgab. Leider war dies aber auch nicht so einfach. Als ich mein Auto Ende November das erste Mal wegbringen wollte, kam ich ins Rutschen und küsste kurz vor knapp noch die Leitplanke, sodass sich der Verkauf um weitere zwei Wochen nach hinten verschob.

So brachte der Dezember mir echten Aufschwung und ich hatte wieder Hoffnung. Ich war stolz, dass ich auf mich aufpassen konnte, nach meinen Bedürfnissen leben konnte und schlicht frei war.

Ich glaube, dass ich im Dezember begann, zu genesen.

Besser einander beschimpfen als einander beschießen.

Winston Churchill

Dezember, alles grau. Während die Welt draußen stillsteht, dreht sich in mir alles. Viele neue Emotionen durchfluten mein Leben. Im Rückblick verstehe ich heute, dass die WUT ein völlig neues Element meines Lebens geworden ist. Ich kannte WUT bis dahin gar nicht. Ich hatte den klassischen Glaubenssatz: „Der Klügere gibt nach" tief in meinem Kopf gespeichert und WUT war in meiner Welt stets ein Zeichen von Überforderung und Hilflosigkeit. Nun war meine WUT allerdings SO stark, dass ich sie rauslassen musste. Häufig hätte ich am liebsten mein Zimmer zerlegt oder jemandem eins auf die Nase gegeben. Das wäre jedoch nicht besonders klug gewesen...

Trotzdem war und ist die WUT WICHTIG und RICHTIG.

Sie ist eine der menschlichen Kernemotionen und kann in Maßen ein regelrechter Motor sein, auch, um eine Krise zu bewältigen. Ich hatte eine Kunsttherapiestunde zu diesem Thema und sollte meine Gefühle einmal malen. Dabei kam heraus, dass im Dezember mal wieder viele Emotionen von mir unterdrückt wurden. Dazu gehörte beispielsweise auch die Liebe. Diese malte ich in einen Berg, sinnbildlich für das Eingeschlossene; dafür, dass die Emotionen zu diesem Zeitpunkt keinen Platz hatten. Nur eine Emotion war außerhalb des Berges in der Freiheit: die WUT. Wir deuteten mein Werk lange, und mit der Zeit wurde mir klar, dass die WUT für mich der Weg zur Freiheit sein musste. Die WUT hatte die Macht, meine Ketten zu sprengen. Sie konnte meine anderen Emotionen wieder freilassen, aber sie brauchte und braucht ihren Raum. Es verhielt sich ähnlich wie mit der Angst. Der Kampf dagegen war nicht förderlich. Akzeptanz und Aushalten waren für mich der richtige Weg. Damit ging auch Veränderung einher, da ich WUT bisher ja immer unterdrückt hatte. Meine Aufgabe bestand trotzdem darin, eine Umgangsform mit der Wut zu erlernen, da sie unfassbar mächtig sein kann, auch zerstörerisch. Ich probierte, Skills zu entwickeln, um meine WUT rauszulassen und sie zu nutzen. So ging ich häufig in den Wald, schrie mir die Seele aus dem Hals und schimpfte, was das Zeug hielt.

Da bekam schon mal so jeder sein Fett weg.
Aber siehe da…

Danach ging es mir besser und es war allemal sinnvoller, als irgendeinen Menschen aus einer eigenen Emotion heraus zu erniedrigen. Auch Holzhacken und Kissenschlagen habe ich in meiner persönlichen Skills-Kiste hinzugefügt, um eine WUT-explosion effektiv zu nutzen und keinen Schaden anzurichten.

Zum Jahreswechsel hatte ich meinen Umgang mit der WUT soweit drauf, und heute begrüße ich sie genauso wie die Angst wohlwollend und lebe in Freundschaft mit ihr. Meine eingeschlossenen Emotionen und Gefühle suchten sich langsam, aber sicher wieder ihren Weg in mein Leben, und frei nach dem Motto „ALLES darf sein" versuche ich, in mich hineinzuhören und meine Bedürfnisse anhand meiner Körpergefühle abzuleiten.

Dies ist zwar furchtbar anstrengend, da die heutige Gesellschaft dies leider verlernt hat und man kaum Kontakt zu seinem Innerem pflegt. Erschwert wird dies auch dadurch, dass die meisten Mitmenschen einen als „Spinner" abstempeln, aber um dies zu ignorieren, hilft die WUT, denn innerlich kann man darauf antworten:

Leck mich doch und kümmere Dich um Deinen eigenen Mist!

Und wenn es sein muss und jemand Grenzen überschreitet, kann man dies auch mal LAUT aussprechen!

Somit sage ich: DANKE, WUT, dass Du mir hilfst, ich selbst sein zu dürfen.

Das Jahresende ist kein Ende und kein Anfang,

sondern ein Weiterleben mit der Weisheit, die uns die Erfahrung gelehrt hat.

Harold Borland

Die WUT hatte zwar Einzug gehalten, aber dennoch empfinde ich den damaligen Dezember für mich heute als positiv. Weihnachten stand vor Türe und alle hatten sich lieb. Während die Welt in Geschenkpapier, Glühwein und Lichterketten versank, stand bei mir mal wieder eine andere Angst vor der Türe: In mir staute sich die Panik davor auf, wieder nach Hause zu kommen und mit der gesamten Familie Weihnachten zu feiern. Ich wollte lieber in Aachen bleiben und in Ruhe meine Zeit genießen, aber Weihnachten ist nun mal Weihnachten. Einsam in Aachen zu bleiben, hätte mich wohl kaum glücklich gemacht.

So fuhr ich am 24.12.2021 nach Hause.

Vormittags noch eine Schicht im Abstrichzentrum, aber auch dies verlief erstaunlich ereignisfrei, und so fuhr ich gegen 15 Uhr los in die Eifel. Mein Bruder holte mich auf der Arbeit ab und wir witzelten über die „besinnliche Weihnachtszeit": „Ey, Luca, bist Du auch so in Weihnachtsstimmung?", fragte Enrico mich und ich entgegnete: „Klar, Du Spinner, liegt doch schön viel Schnee, und mit Deiner Baller-Musik im Auto wird mir gleich ganz warm ums Herz!"

Wir lachten und merkten, dass wir wohl beide nicht sonderlich heiß auf Weihnachten waren. Bei einem Heiligabend-Kaffee zuhause mit Michael plauderten wir über das vorbeigezogene Jahr. Er erzählte mir von seinem Studium und ich ihm von meinen Herausforderungen im Leben. Das machte mich wieder etwas traurig, da es mir fehlte, von einem „erfolgreichen" Jahr berichten zu können. Auf dem Papier stand ich still und machte keinen klassischen Job oder Studium, aber meine innere Arbeit im Jahr 2021 war gigantisch gewesen. Darauf hätte ich stolz sein können, aber im Austausch mit „gesunden Menschen" verliert man gerne schon mal den Bezug zu sich selbst. Mit etwas mulmigen Gefühlen fuhr ich also zur Familie meines Vaters.

Engster Familienkreis, Patentante, leckeres Weihnachtsessen standen an. Obwohl in diesem Kreis jeder stolz auf meine Errungenschaften und meinen Weg war, fühlte ich mich erneut (oder noch immer?) minderwertig, da ich beim letzten gemeinsamen Weihnachtsfest im Jahre 2019 noch ein anderer Mensch war und mich in meiner neuen Rolle erstmal zurechtfinden musste. Nach einigen Startschwierigkeiten merkte ich aber, dass niemand hier meinen Wert an meinem Studium oder meinem Job festmachte und ich einfach einen ganzen Abend lang Luca sein durfte. Ich spielte fast den ganzen Abend mit meinem zweijährigen Neffen Fabian, und insgesamt war der Abend echt schön.

Nachdem wir also alle wieder nach Hause gegangen waren, lag ich im Bett, war glücklich, dass ich Heiligabend überstanden hatte und schlief ein. Leider schlief ich gar nicht gut, und am ersten Weihnachtstag war ich schon gegen 5 Uhr morgens auf. Ich wanderte eine Runde am Rursee und war schlapp. Ich spürte, dass ich mental nicht auf der Höhe war. Einige Stunden später frühstückten wir mit der Familie meines Stiefvaters. Auch in dieser Runde musste ich mich vorerst finden, und da wir uns alle nur relativ selten trafen, kamen natürlich auch die obligatorischen Fragen bezüglich des Studiums.

Das triggerte mich voll an.

Ich hasste diese Fragen und wäre am liebsten aufgestanden und gegangen, aber es meinte ja niemand böse. Ich hatte schließlich nicht „mir geht es nicht gut" auf der Stirn stehen, und das war auch gut so. Auf die Fragen antwortete ich mit: „In der Corona-Zeit ist Studieren für mich nicht so einfach, und deswegen pausiere ich mein Studium zurzeit und jobbe im Abstrichzentrum." Das war weder gelogen noch falsch, aber ehrlich war es auch nicht so ganz. Ich dachte mir, dass es mir ja egal sein könnte, ob ich nun ehrlich war und dass man sich in dieser Runde nur einmal pro Jahr treffen würde. Ich unterschätzte allerdings, wie viel Energie mir dieses Schauspiel raubte. Nach dem Frühstück war ich völlig abgeschossen und lag den Rest des Tages im Bett.

Das war auch in Ordnung.

Nun stand nur noch der zweite Weihnachtstag an. Mein „Endgegner": Meist waren wir den ganzen Tag mit der Familie von Mama unterwegs. Das war für mich anstrengend, und da ich ohnehin schon sehr müde war, quälte ich mich phasenweise durch das Zusammensein. Zum Glück konnte ich zwischendurch immer mal wieder mit Joshi spazieren gehen und an der frischen Luft kräftig durchatmen. So überstand ich auch den zweiten Weihnachtstag ohne größere Probleme.

Weihnachten 2021 war nun endlich überstanden.

Völlig durch den Wind fuhr ich am 27. wieder nach Aachen und freute mich dort auf meine Ruhe. Zum Glück war auch Lena, meine zweite Mitbewohnerin, vor Ort und ich war auch nicht allein in unserer Wohnung. Wir verbrachten einen schönen Tag in der Stadt und wollten noch ein paar schöne Tage gemeinsam verbringen.

Soweit der Plan…

Am nächsten Morgen dann schon wieder diese schweren Bauch-

schmerzen nach dem Erwachen. Dezember, mein Klo und ich…
Da ich arbeiten musste, war es erst 6:30 Uhr und ich wusste noch
nicht genau, ob es so klug war, arbeiten zu gehen. Ich entschied
mich dafür, es zu versuchen, und fuhr mit dem Bus in Richtung
Abstrichzentrum. Auf halber Strecke rief ich meinen Chef an
und teilte ihm mit, dass ich nicht kommen konnte. Ich sprang
aus dem Bus und musste mich sofort übergeben. Von jetzt auf
gleich ging es mir richtig dreckig.

Ich fühlte mich richtig scheiße.

Mit letzter Kraft schleppte ich mich in die Wohnung und legte
mich ins Bett. Mittlerweile hatte ich hohes Fieber und begann,
in einen Dämmerzustand abzurutschen. Ich versuchte immer
wieder, etwas zu trinken, aber innerhalb von wenigen Sekunden
durfte ich zur Toilette rennen und alles wieder auskotzen.

Es blieb rein gar nichts in meinem Körper.

Gegen Nachmittag kam es dann dazu, dass ich auf der Toilette
bewusstlos wurde. Ich fiel ins Klo und lag dann halt darin rum.
Ich weiß nicht, wie lange ich dort lag, aber als ich wieder zu
mir kam hing ich mit dem Kopf auf der Klobrille und war wie
gelähmt. Ich schleppte mich wieder ins Bett und spielte mit dem
Gedanken, einen Krankenwagen zu rufen. Ich tat dies zwar nicht,
aber nur, weil ich keine Lust hatte, zu Corona-Zeiten ins Krankenhaus eingeliefert zu werden. Zum Glück kam Papa abends
zu mir und mithilfe einer Infusion stabilisierte ich mich zunehmend. Leider war das Eis, auf dem ich stand, nach wie vor sehr
dünn, und nach Weihnachten und mit diesem Magen-Darm-Infekt ging es mir mental im Handumdrehen wieder richtig miserabel. Zudem konnte ich nicht klar denken, da das Fieber mich
lähmte, und mal wieder überfielen mich Suizidgedanken. Das
war für mich absolut bedrohlich und ich war sehr verwundert,

da ich mich in den letzten Wochen eigentlich davon distanziert hatte.

Da es mir jetzt jedoch so miserabel ging, wollte ich doch mal wieder lieber sterben.

Ich betete dafür, dass ich wieder genesen würde, und hoffte, dass mein Magen bald wieder in Ordnung sein würde und ich dann mental auch wieder aus dem Loch kriechen würde. Nach drei sehr harten Tagen beruhigte sich mein Magen, aber meine mentale Gesundheit ließ zu wünschen übrig. Das hatte mir nochmal einen echten Stoß ins Loch der Depression versetzt und es war nochmal eine Mahnung für mich, dass ich auf mich aufpassen musste, denn meine Reaktion auf einen Magen-Darm-Infekt entsprach nicht der einer „psychisch gesunden" Person, sondern löste in mir mal wieder ziemlich schwere innere Konflikte aus. Ich brauchte mehr als nur etwas Erholung von einer Grippe. Nein, mal wieder waren Zwangsgedanken, Hoffnungslosigkeit und innere Unruhe Mittelpunkt meines Lebens. Dies blieb auch bis Silvester so.

Auf die Neujahrsfeierlichkeiten hatte ich also herzlich wenig Lust und fuhr in die Eifel, ohne ernsthaft Spaß dabei zu erwarten. Entgegen meiner Erwartungen wurde ausgerechnet jene Feier, auf die ich überhaupt keine Lust hatte, dann doch sehr lustig, und ich begann Spaß daran zu finden, meine Zeit mit meinen alten Kumpels zu verbringen. Wir tranken ein paar Bierchen und erlebten einen lustigen Jahreswechsel. Zu meiner Überraschung war ich erst um 4:30 Uhr im Bett und hatte völlig unerwartet einen großartigen Abend. Trotz wenig Schlaf und etwas Kopfschmerzen ging es mir am 01. Januar 2022 nicht schlecht und ich bin dankbar, dass ich mich einfach mal hatte treiben lassen. Danach war meine kurze „Mini-Krise" überwunden und ich baute an meiner Vision für das Jahr 2022. Ich hielt noch nie besonders viel von Neujahrsvorsätzen, aber ich wollte zumindest wissen, wofür ich im Jahre 2022 stehen wollte. Auf meiner Agenda stand der Beginn eines Psychologiestudiums, Ruhe und Gelassenheit. Priorität Nummer eins war die Genesung von meiner Erkrankung und das Leben MEINES Lebens.

An dieser Stelle mag der ein oder andere darüber nachdenken, warum ich so ausführlich und in Einzelheiten meine Familien auflöste – inklusive der dazugehörigen Feste. „War halt Weihnachten", werden manche Leser denken. Es mag sein, dass die Zusammenkunft von Leuten für die meisten keine herausragende Besonderheit ist. Die Konstellation meiner Familie(n) war jedoch nach all den Erkenntnissen des Jahres für mich ein immenser Stressfaktor.

Wer schreibt deine Texte? Meine Texte schreibt das Leben. Ich brauch nicht mehr zu tun, als ein Stift zur Hand zu nehmen.

Sido

01. Januar, meine Wohnung und ganz viel „Me-Time“. Wer hätte das noch ein Jahr zuvor gedacht, dass die Zeit mit mir selbst mal zu einer qualitativen Auszeit werden würde? Ich schrieb weiter eifrig an meinem Buch, und dieses nahm mittlerweile Form an. Anfang Januar hatte ich bereits über 100 Seiten, und jetzt stellte ich mir nochmal folgende Fragen:

„Willst Du nicht vielleicht doch an die Öffentlichkeit gehen? Wenn keiner sich traut, auch mal unbequeme Themen anzusprechen, dann wird sich nie etwas ändern. Kannst Du das für Dich verantworten?“

Nachdem ich nochmal mit Papa und Mama gesprochen hatte, war ich mir sicher: „NEIN, ich kann das nicht verantworten, und JA, ich gehe an die Öffentlichkeit!“

Jetzt stand mein Entschluss felsenfest, und Tag für Tag nutzte ich meine Energie dafür, mein geschriebenes Werk zu sortieren und mit einem Inhaltsverzeichnis zu versehen. Es entstand ein RICHTIGES Buch.

Nur über die Art der Veröffentlichung war ich mir noch nicht im Klaren. Ich fürchtete Stigmatisierung und Ausgrenzung, sodass ich entschied, ein Pseudonym für die Veröffentlichung zu wählen und meine eigene Person von diesem Projekt zu lösen. Schnell kamen jedoch Gewissensbisse und mein innerer Monolog sah in etwa so aus: „Luca, Du kannst Dich doch nicht für offenen Umgang mit Depressionen einsetzen und dafür werben, authentisch zu sein, wenn Du Dich selbst hinter einem Pseudonym versteckst!“
Ich brauchte einige Zeit, bis ich mir sicher war, aber dann wusste

ich, dass ich mit MEINEM Buch und MEINER Geschichte vorangehen wollte und dass dies unter meinem Namen geschehen sollte. Dies war auch für meine Therapie und den Aufbau meines Selbstwertgefühls enorm wertvoll, denn ich hatte einen Entschluss gefasst und tat nun alles dafür, diesen umzusetzen.

Ich wollte mir klar werden, wie ich meine Pläne umsetzen und meine Therapie weiterplanen wollte, denn eines ist mir immer schon wichtig gewesen und wird es wohl immer bleiben: Ich bin am Steuer meines Bootes namens Leben – und niemand wird mich davon verdrängen.

Kein Therapeut, kein Psychiater und auch sonst niemand.

Für mich ist das wichtig und ich empfehle auch, sofern möglich, immer zu prüfen, ob die Chemie zwischen Therapeut und Patient stimmt. So entwickelte ich mein eigenes Therapiemodell, welches mich auf verschiedenen Ebenen unterstützen sollte. Zur Stabilisierung nahm ich nach wie vor Medikamente und tue das auch heute noch. Ansonsten beschloss ich, im Sechs-Wochen-Rhythmus weiter meinen Heilpraktiker zu besuchen, auch wenn er mir mittlerweile keine homöopathischen Medikamente mehr empfahl. Weiterführend besuchte ich einmal pro Woche meine Therapeutin und alle zwei Wochen nahm ich eine Stunde Kunsttherapie, um mich über meinen Tellerrand hinaus mit kreativen Therapiemethoden weiterzuentwickeln.

Das war und ist auch jetzt noch für mich der optimale „Way-To-Go". Damit kann ich leben und diese Unterstützung brauche ich auch noch.

Im Bereich der Zukunftsplanung wollte ich mir nun weitere Aufgaben suchen, die mich erfüllten oder mir ein Hobby werden könnten. Auf Empfehlung meines Freundes Paco trat ich dem

Fliegerverein in Aachen bei und bin dort nun tätig. In dieser studentischen Initiative hat man die Möglichkeit, an Segel- und Motorflugzeugen zu arbeiten und sogar einen Flugschein zu machen. Außerdem gibt es eine eigene Werkstatt, in der man allerlei handwerkliche Aufgaben erledigen kann.

Das war für mich genau das Richtige.

Ich musste wieder etwas mehr gefordert werden und suchte einen Ausgleich, um mein Grübeln zwischenzeitlich mal zu unterbinden. Für mich ist das eher ein Hobby. Ich wollte als Kind immer Pilot werden und sehne mich bis heute nach der Freiheit der Luft, aber ich sehe darin nicht mehr unbedingt meine berufliche Perspektive. Trotzdem schlägt mein Herz auch dafür und „Konstruieren und Schrauben" soll weiterhin Teil meines Lebens bleiben. Ich bin froh, diesen Schritt gegangen zu sein, und darüber, dass ich nun auch wieder mehr gefordert werde, da es wichtig ist, das richtige Maß zwischen Anspannung und Entspannung zu finden.

Das Leben ist und bleibt ein „Trial-and-Error".

Ich taste mich langsam an meine Grenzen heran und merke relativ schnell, wenn ich mal wieder zu viele Stunden arbeite. Mir fällt es oft schwer, Kommentare wie: „Was ist denn los, warum schon Feierabend?" zu akzeptieren. Aber ich arbeite daran, mich zu lieben und zu akzeptieren, dass ICH meine Grenzen kennen und schützen muss und soll und sonst NIEMAND. Diesen Weg weiterzugehen, wird wohl herausfordernd und ich stoße auch oft auf Unverständnis, aber nach dem, was ich erlebt habe, bin ich mir sicher, dass nur dieser Weg für MICH der richtige ist. So begann 2022 für mich mit einem Paukenschlag und ich gehe sogar mittlerweile (Ich vollende das Buch im Sommer 2022) mit Vorfreude auf den nächsten Tag ins Bett. Ich kann es manchmal kaum erwarten, den nächsten Tag zu erleben. Das habe ich fast zwei Jahre nicht erlebt und bin dankbar, dass ich das nochmal spüren darf. Auch wenn nochmal dunkle Wolken herziehen werden, weiß ich, dass sie wieder vorbeiziehen.

Ich bin gewachsen und sage voller Stolz: ICH BIN LUCA!

Ende Januar 2022 war ich das letzte Mal bei meinem Heilpraktiker in Viersen zu einem „Pflichttermin". Ich erzählte ihm von meinen Plänen und er war erstaunt von meiner positiven Entwicklung. Mein Heilpraktiker war wohl der entscheidende Faktor für meinen Genesungsweg. Er kannte mich schon, seitdem ich sechs Jahre alt war, betreute mich ab September 2020 mindestens alle sechs Wochen und motivierte mich trotz aller Widrigkeiten immer wieder, weiterzumachen und an mich zu glauben.
So stehe ich nun am Anfang MEINES Lebens. Auf der Suche nach Glück, Freiheit und nach Sinn im Leben. Monetäre Anreize spielen in meinem Leben mittlerweile eine untergeordnete Rolle und ich bin dankbar dafür, dass ich die Freiheit hatte und habe, meinen Weg zu suchen.

Dieses Leben wird nicht immer leicht. Das weiß ich.

Und ich merke auch während meiner Schreibarbeiten, dass ich nicht nur zu Depressionen neige, sondern auch gerne in die andere Richtung ausschlage. Bei mir wurde zwar keine klassische bipolare Störung diagnostiziert, aber ich weiß, dass ich manchmal regelrecht euphorisch bin und meine Mitte verliere. Ich weiß das und versuche, meinen Frieden damit zu finden und durch Achtsamkeit und Meditation Ausschläge in BEIDE Richtungen zu minimieren. So sitze ich hier jetzt im Februar 2022 voller Tatendrang und Visionen für die Zukunft, obwohl dies im November undenkbar gewesen wäre.

Aber was soll ich machen? Das bin ICH. Das ist Luca.

Und ich kann und werde damit leben und auch meinen Antrieb in Zukunft als Geschenk ansehen, solange ich ihn bremsen kann und nicht in die maßlose Überaktivität rutsche.

Achtsamkeit: Sei in diesem Moment glücklich, das ist genug. Wir brauchen nicht mehr als diesen Moment.

Mutter Theresa

The Power of Music

So, jetzt möchte ich noch ein paar individuelle Therapieerfahrungen mit Euch
teilen, die ich selbst für mich wertzuschätzen gelernt habe.

Musik ist ein riesiger Baustein der Therapie für mich geworden.

Ich habe viele verschiedene Playlists erstellt, die ich auf Anfrage
gerne teile und die Musik hat mein Inneres sehr oft nach Außen
bringen können. Ich höre so gut wie alles: Von Rammstein bis
Helene Fischer, von Schlager bis Hardrock. In meiner Wutphase
standen Rammstein, Metallica, Volbeat und andere Bands auf
der Agenda. Ging es mir schlecht und ich wollte einfach mal
heulen, hörte ich mir gerne Adele oder Balladen an. Dies half
mir, zu weinen. Weinen reinigt die Seele und ist supergesund!
Um mich aus dem Loch herauszuholen, hörte ich dann gerne
Schlager, zum Beispiel von Jürgen Drews. Diese erinnerten mich
an sorglose Tage auf Mallorca und zauberten mir ein Lächeln
auf die Lippen. Ich hörte viele Stunden am Tag Musik, und vor
allem im lauten Stadtleben war es für mich Sensibelchen dringend nötig, leise Musik zu hören und Noise-Cancelling-Kopf-
hörer zu tragen, da ich sonst in Bus und Bahn sehr schnell einer
Reizüberflutung ausgesetzt wäre. Auch konnte mir meditative
Musik während meiner schlaflosen Phasen oft helfen, um wenige
Stunden hin und wieder mal zu schlafen. Musik ist unheimlich
kraftvoll, und auch Taiko-Trommeln, wie ich es in der Klinik als
Therapieform hatte, ist wahnsinnig wichtig, um an innere Res-
sourcen und Blockaden zu kommen.

Aber auch hier gilt wie immer: Jeder Mensch ist individuell.
Des einen Freud ist des anderen Leid. Wichtig ist, dass man
sich ausprobiert und seine Blockaden auch mal überwindet. Die

Musik ist für mich genau richtig. Durch mein sensibles Gehör nehme ich die Emotionen eines Liedes sehr schnell auf und kann mein Gefühlserleben so intensivieren.

Musik ist mächtig und wird meiner Meinung nach oft unterschätzt, denn Lieder prägen sich oft intuitiv ein, und auch deren Texte können sich wie Glaubenssätze in einem Gehirn einbrennen. Das habe ich beim „heilsamen Singen" erlebt. Ich kam mir in der Klinik so unfassbar blöd dabei vor, „es gibt immer einen Weg" zu singen, dass ich am liebsten verschwunden wäre, aber tatsächlich half es mir. Nach der Klinik saß ich oft in meinem Auto und drehte mental völlig durch, dann kam mir dieser mantrahafte Gesang in den Kopf und ich beruhigte mich. Ich konnte spüren, wie Angst und Panik nachließen und ich wieder Hoffnung schöpfte.
Wir sollten manchmal einfach auf unsere Sinne vertrauen – und das Gehör ist einer von ihnen.

Das ist der Weg zu uns, nach Innen.

Nur, wenn wir uns dessen bewusst sind, können wir unser „kognitives Programm" umschreiben und Veränderung hervorrufen. Um das zu machen, braucht es MUT, auch mal gegen den Strom zu schwimmen. Sich die Frage zu stellen, wie kann ich Acht auf mich geben und wie kann ich MEIN Leben verändern.

Das ist mutig!

Und je mehr Menschen diesen Gedanken zulassen, umso eher wird es ein Umdenken geben und die „Pest der Neuzeit", die Depression, weniger Raum in unserem Leben erhalten, denn eine genetische Disposition können wir nicht verhindern, aber präventive Maßnahmen und kollegiales Miteinander können ALLE Menschen erlernen und umsetzen.

Sport – vielleicht doch kein Mord.

Ein weitere „Therapieform", die mir geholfen hat, war der Sport. Monatelang habe ich keinerlei Sport getrieben, da ich nicht konnte. Ich war zu krank dafür. Und das ist okay. Das ist menschlich.

Mit einem gebrochenen Bein kann man schließlich auch keinen Marathon laufen, aber um eine Verbesserung der mentalen Gesundheit zu manifestieren und zur Prävention ist Sport definitiv eine herausragende Möglichkeit, um Ausgleich zwischen Kopf und Körper zu schaffen.
Für mich war es eine gelungene Möglichkeit, um abzuschalten.

Wie immer sage ich hier: FÜR MICH.

Ich möchte zum Nachdenken anregen, aber ich sage nicht, dass DIR, lieber Leser, Sport helfen wird.

Alles kann, nichts muss.

Mal wieder geht es ums Ausprobieren. Bei mir war es so, dass ich zu Beginn meiner Krise immer laufen gegangen bin, wenn ich weinen musste. Beim Laufen liefen die Tränen wie ein Bach und halfen mir, mit Emotionen, die mir zu dieser Zeit völlig fremd waren, umzugehen.
Danach, im zweiten Lockdown, brach ich leider völlig ein und konnte keinen Sport mehr machen. Die Depression war zu stark. Im Frühjahr 2021 begann ich langsam wieder mit Kraftsport. Dabei fiel es mir oft leicht, mal nicht nachzudenken, da ich die Gewichte auf ein Maximum anhob und ich keine Kraft mehr zum Denken hatte, während ich an den Grenzen meiner körperlichen Belastbarkeit war. Gekoppelt mit Workout-Musik war es für mich sehr hilfreich, um mich auszupowern. Ich verknüpfte dies oft mit einem Saunagang, und danach fühlte ich mich

körperlich und mental für einige Stunden wie neugeboren.

Das Reaktivieren meines Hobbys Fußball war auch nach langer Zeit eine gelungene Abwechslung für mich. Im Herbst 2021 ging ich wieder regelmäßig zum Training, aber ich kann gar nicht beschreiben, wie schwierig die ersten Sessions für mich waren. Ich hatte dauerhaft Bauchweh und fühlte mich beim Sport mit anderen Menschen unwohl. Spiele waren der absolute Horror, da dann ja auch noch fremde Menschen zusahen, wie ich mit dem Ball über den Sportplatz stolperte (ja, ich spiele in der Kreisliga D). Diese Emotionen waren so gut wie unaushaltbar und das „gemütliche" Zusammensein in der Kabine vor und nach den Spielen glich dem Lauf über heißen Kohlen. Dazu der Druck, gut spielen zu müssen, und da ich schon immer ein Meister der Selbstabwertung gewesen bin, hieß gut spielen natürlich PERFEKT spielen. Erst nach vier bis sechs Wochen Training und Spiel groovte ich mich ein und fand meinen Platz in der Mannschaft.

Fortan war der Fußball ein Motor.

Ich lebte in der Woche für den kommenden Sonntag. Meine Performance wurde immer besser und ich hatte wieder mehr Spaß. Mir gefiel es, das Spiel zu lenken und schoss auch wieder Tore. Der Fußball erlaubte mir, wieder abzuschalten, und die soziale Interaktion half mir, wieder ins Leben zurückzugehen und war auch ein großer Faktor dafür, dass ich mich traute, auszuziehen. Aber ich musste Geduld haben, viel Geduld. Es hat sich gelohnt.

Es war ein bisschen wie mit der Depression selbst: In Bildern gesprochen muss man erst bis zum Beckenboden im Schwimmbad abtauchen, um sich wieder nach oben abzudrücken. Vorher strampelt man hilflos im Wasser rum, man säuft trotzdem ab und verschwendet Energie ohne Ende, um weiteres Ertrinken zu verhindern.

Also, lieber Leser, versuche Dich im Sport... und wenn nicht, dann nicht... Fühle in Dich rein und folge den Bedürfnissen DEINES Körpers.

Heilraum Natur

Der Name dieses Kapitels ist an eine Therapieform der Klinik angelehnt. „Heilraum Natur" war eine neue Therapie. Dabei gingen wir wandern. Theo und ich machten uns darüber lange lustig und witzelten, dass wir „wie die Bekloppten" Bäume umarmen müssten.

Das stimmte definitiv nur teilweise. In erster Linie gingen wir ACHTSAM spazieren.

Wir sind raus gegangen und mussten beispielsweise für zehn Minuten unseren Kopf in Richtung Sonne halten und einfach mal den Mund halten.

Für mich gar nicht so einfach….

Wir sollten die Wärme einmal bewusst wahrnehmen, uns darauf konzentrieren, dass die Sonne unser Motor ist und wir dankbar sein sollten, dass die Sonne strahlt. Das hört sich logisch an, aber wer sehnt sich im grauen Winter nicht nach Sonne und Wärme? Ich würde mal behaupten, fast jeder. Gleichzeitig hält fast jeder es für selbstverständlich, dass im Sommer die Sonne strahlt und es warm ist. Eigentlich paradox. Man sollte sich doch mal die Zeit nehmen, den Moment zu genießen und Kleinigkeiten wertzuschätzen. Und was eignet sich hierfür besser als die Natur? Spazieren und Wandern habe ich fest in meinen Wochenplan integriert, mal mit Musik und mal ohne Musik. Auch gerne mal mit Joshi, aber auch gerne mal GANZ allein. Diejenigen, die jetzt denken: „Ja, der hat gut reden, der hat ja Zeit ohne Ende!", auch an diejenigen möchte ich appellieren, weil man beispielsweise auch die Mittagspause auf der Arbeit in der Natur verbringen kann oder anstelle eines Partyabends auch mal eine ruhige Runde „Me-Time" stattfinden darf.

Wir Menschen sind NATÜRLICHE Wesen und wir brauchen die Natur.

Sie ist mächtig und Grundlage unseres Lebens.

In einer immer schnelllebigeren Zeit ist es immer wichtiger, zu entschleunigen und sich auf den Ursprung des Lebens rückzubesinnen.
Ich habe dies gemerkt, als ich auf dem Lousberg in Aachen stand und die Sonne durch die Blätter strahlte.
Auch wenn ich aus der Eifel komme und Natur in voller Pracht kenne, bedeutet der Lousberg für mich Natur. Als es mir besser ging, war ich nun mal in Aachen und nicht daheim. Dort oben spürte ich die Wärme, die Freiheit – und gleichzeitig rieselte Schnee vom Himmel.

Es war wunderschön und ich war tiefenentspannt.

Ich setzte mich auf eine Bank und lauschte meinem Atem. Ich kam in einen leichten Zustand der Meditation und genoss einfach das SEIN. Die Zeit dafür betrug insgesamt ungefähr 15 Minuten, und danach fühlte ich mich wahnsinnig gut. Es sind diese Kleinigkeiten, die die Lebensqualität steigern.
Wie immer ist das aber mal wieder, so wie das gesamte Buch, eine subjektive Wahrnehmung. Für Allergiker beispielsweise könnte dieser Weg die Hölle sein, aber auch hier möchte ich die meisten Menschen dazu aufrufen, es auszuprobieren.

GEH RAUS, SCHAU Dich UM!

Schau Dir an, was das „Wunder Natur" für Dich zu bieten hat.

Hochsensibilität (HSP)

Hast Du Dich schon mal so gefühlt, als würdest Du gegen den Strom schwimmen und einfach nicht in die Herde passen?

Falls ja, dann bist Du vielleicht eine hochsensible Person (HSP). Falls dem so ist, kann ich Dir gratulieren, denn Du hast eine großartige Begabung, welche auch ich in mir trage.

Zwischen 15 bis 20 Prozent aller Menschen und Tiere sind heutigen Studien gemäß sensibler als die restlichen etwa 80 Prozent. Daraus resultieren unter Umständen schon in frühen Jahren starke innere Konflikte sowie Selbstzweifel. Eine HSP ist oft aufmerksamer, sehr schnell irritiert und auf jegliche Art von Reiz empfänglicher. Nicht selten mündet dies in einer sogenannten Überreizung. In diesem Zustand (so kann ich es zumindest aus meinen Erfahrungen berichten) schaltet man in den „Überlebensmodus".

Dies ist mir mehrfach bei lauten Festivals passiert. Wenn ich es vor lauter Musik nicht mehr ertragen konnte, trank ich Alkohol, um meine Wahrnehmung zu dämpfen, oder ich ließ diesen Zustand zu und fiel in eine Art „Ohnmacht".

In jenen Momenten war mein Puls immens hoch und ich war gar nicht ansprechbar oder denkfähig. Ich konnte dann meist nur fliehen – und ich habe sehr lange gebraucht, um wieder einen angenehmen „Normalzustand" zu erreichen.

An diesem Beispiel kann man auch das Maß an Selbstverantwortung als HSP gut abschätzen, denn man muss stets achtsam sein, um nicht in die Reizüberflutung zu rutschen.

Andere typische Wesensmerkmale einer HSP sind etwa Sinnfragen und Wissensbegierde. Zunächst sind dies großartige Eigenschaften, die das Leben bereichern können, und HSP sind auch sehr oft unheimlich kreativ und empathisch. Die Hochsensibilität bringt also auch sehr viele gute Dinge mit sich. Leider können diese inneren Konflikte und die Selbstzweifel einer HSP auch unheimlich zusetzen und wie in meinem Beispiel sogar krank machen, denn das fehlende Wissen um meine Hochsensibilität und das ständige negative Gedankengut, dass ich doch ein Alien sei, hat nicht gerade dafür gesorgt, dass es mir während meiner Krise besser ging. Nein, dieses fehlende Wissen hat maßgeblich dafür gesorgt, dass ich immer tiefer in meinem negativen Strudel versunken bin.

Hochsensibilität ist im Übrigen keine klinische Diagnose oder Ähnliches, es ist ein Persönlichkeitsmerkmal, welches somit auch nicht „geheilt" werden kann oder soll. Leider wird der Begriff heute sehr gerne inflationär benutzt und es scheint so, als wäre es „im Trend", hochsensibel zu sein. Deswegen rate ich, sich mit diesem Thema bewusst auseinanderzusetzen und vielleicht einmal einen Coach oder Therapeuten zu diesem Thema zu kontaktieren oder vielleicht mal ein Buch dazu zu lesen, da es enorm hilfreich sein kann, sich diese Eigenschaften bewusst zu machen und somit ein konstruktives und vor allem einzigartiges Leben zu führen.

Niemand ist jemals gestorben, der eine Familie hatte.

Ray Bradbury

An (m)eine kleine Kämpferin

Liebe Mama,

auch Dir danke ich für alles, was Du für mich (und meinen Bruder) getan hast. Du hast in diesem Buch fast keine Erwähnung gefunden. Das ist das größte Kompliment, das ich Dir wohl machen kann, denn es geht hier nicht gerade um die Sonnenseite des Lebens.

Du bist eine starke Frau und hast immer für uns gekämpft.

Trotz aller Stürme, durch die ich segeln musste, warst Du IMMER da. Auch in meinem Buch bist Du in fast jeder Situation präsent und ich bewundere, wie stark Du gewesen bist, als Dein ältester Sohn kurz vor dem Ende seines Lebens stand. Immer hattest Du ein offenes Ohr und Du warst für mich wie eine warme Schulter, an die ich mich immer anlehnen konnte. Du hast es irgendwie geschafft, für mich stark zu sein, obwohl Du Dich bestimmt häufig genug im Bett herumgewälzt hast und Dich für eine „Rabenmutter" oder „Versagerin" gehalten hast. Ich möchte Dir sagen:

NEIN, das bist und warst Du nicht! Du bist und bleibst meine Mama, und auch wenn ich langsam anfange, erwachsen zu werden, werde ich Dir noch ganz nah am Herzen bleiben.

Du hast stets versucht, zwischen den Fronten zu vermitteln und Dir dabei treu zu bleiben.

DANKE Mama, Du hast Dir diese Erwähnung mehr als verdient!

Erfahrungsberichte

Zurecht stellt sich jetzt wohl die Frage, warum an dieser Stelle nun Erfahrungsberichte folgen. Ich möchte hiermit den Kreis meiner Adressaten erweitern. Mit Papa und Mama möchte ich Angehörige zu Wort kommen lassen und auch deren Sicht auf die Depression teilen. Mit Theo soll einer meiner engsten Weggefährten hier auch noch einen kleinen Ausschnitt teilen. Damit möchte ich aufzeigen, dass zwar jede Depression individuell ist und verläuft, aber dass auch Menschen in einem anderen Lebensabschnitt (beispielsweise der Midlife-Crisis) aus meinen Erfahrungen lernen und vielleicht ein paar Anregungen erhalten können.

Erfahrungsbericht von Papa
Ralf Bischoni, geboren 1970

Als Lucas Vater darf ich von dieser besonderen Zeit berichten und möchte zunächst meinem Sohn herzlich dafür danken, dass ich die Chance habe, dies in seinem Buch zu tun. Ich erinnere mich sehr gut an die Zeit im Sommer 2020, in der Lucas langjährige und auch von mir sehr gemochte sowie geschätzte Freundin Paula sich von ihm trennte. Dies hat ihn sehr belastet und als Vater habe ich ein stückweit mitgelitten, war aber in dieser Zeit noch sehr guter Dinge, dass er diese für ihn schmerzhafte Zeit bald hinter sich lassen und wieder positiv nach vorne schauen würde. Doch der abgegriffene Spruch:

„Die Zeit heilt alle Wunden"

schien hier nicht zu greifen – Luca wurde immer trauriger und unglücklicher. Man merkte, dass er wirklich sehr litt, wenngleich er sich mit größter Kraft bemühte, das Beste aus der Situation zu machen. Gemeinsam freuten wir uns, dass wir im Dezember 2020 einen zweiten, alten Deutz Traktor – benannt nach meinem Großvater „Schäng" – erwerben konnten. Von Anfang an war klar, dass dies Lucas Traktor sein sollte, und seit der Überführung aus Simonskall hatte er große Pläne, die er trotz der sich zuspitzenden Depression realisieren wollte und es letztlich auch schaffte, den ziemlich heruntergekommenen Traktor zu einem wirklichen Schmuckstück zu restaurieren. Dennoch merkte ich in dieser Zeit, wie schwer ihm dies alles fiel und dass er es im Grunde genommen nur deshalb umsetzte, weil er sich das Ziel gesetzt hatte und sich nicht hängen lassen wollte. Ich habe oft traurig auf ihn geschaut und fühlte mich ziemlich hilflos, da mir klar war, dass ich für Luca zwar da sein, letztlich jedoch seine Probleme nicht lösen konnte. Trotzdem haben wir in all diesen schweren und herausfordernden Zeiten eines nie verloren – das war unsere Gesprächsebene. Wir haben in jeder Phase sehr viel und gewinnbringend miteinander gesprochen, und bis heute telefonieren oder sehen wir uns täglich – viel mehr als in den Jahren zuvor, obwohl wir immer ein enges und gutes Verhältnis hatten. An viele dieser auch für mich überaus wertvollen Gespräche, sei es beim Spaziergang oder am Lagerfeuer, erinnere ich mich trotz der schwierigen Situation sehr gerne. Ich war und bin überaus stolz, dass mein Sohn mir dieses Vertrauen schenkt und ich vielleicht mit zu einer Lösung beitragen durfte – ich habe versucht, Optimismus und Perspektiven auszustrahlen, gleichzeitig jedoch auch den Leitsatz meines verstorbenen Vaters zu beherzigen, dass „Ratschläge auch Schläge" sind. Irgendwann allerdings habe ich zunehmend wahrgenommen, dass mein Optimismus oder Positivismus – und Luca hat es mir auch sehr klar gesagt – nicht hilfreich war und ich mich damit etwas zurückhalten sollte. Dies fiel mir nicht leicht, da es für mich in meiner großen Lebenskrise vor etwa 20 Jahren ein sehr hilfreicher Baustein war – dies zeigt, wie unterschiedlich Menschen sind. Ich habe bemerkt, wie Luca von einem Thema ins nächste fiel, was mich wieder positiv stimmte, da ich der Meinung war, dass der Krankheitsverlauf eine Dynamik mit sich brachte und sich nicht im Kreis drehte. Ich bemerkte nicht nur eine gravierende Veränderung bei Luca, ohne dass er seine Persönlichkeit und Werte je verloren hat, sondern auch einen enormen Reifeprozess; gefühlt für mich vom Jugendlichen zum jungen Erwachsenen und heute gefühlt zu einer Persönlichkeit, die durch ihre Lebenserfahrung und Auseinandersetzung mit vielen schwierigen Themen manch 40- oder 50-Jährigem überlegen ist. Es war auch irgendwo bewegend und spannend, diesen für mich eher über Jahrzehnte laufenden Prozess beim eigenen Sohn in anderthalb Jahren wahrzunehmen. Einige Eckpfeiler in dieser Zeit waren der Besuch des Tourenwagenrennens in Spa, am Wochenende bevor Luca zum Klinikaufenthalt gegangen ist, aber auch die Besuche in der Klinik – ich selbst war vor etwa 20 Jahren dort Patient und habe mich retrospektiv leider auf viele Sachen, im Gegensatz zu Luca, nicht eingelassen. Für mich war es damals in der Klinik eine sehr schwere Zeit und ich habe Luca bewundert, wie eisern er die Wochen durchgestanden hat, stets mit dem Blick nach vorne. Kurz danach haben Luca und ich einen Männerurlaub auf Mallorca gemacht – wirklich wunderbare fünf Tage. Es ging uns beiden gut: Frühstück, Tennis, Spaziergang, Strand, Lokal und viele, viele Gespräche – dann zum Abendessen wieder in den Ort. Wir haben gut geschlafen und die Tage genossen. Ich hatte den Eindruck, dass es Luca so gut ging wie schon lange nicht mehr… Umso mehr hat mich traurig gestimmt, dass das Loch danach für Luca umso größer war und die Zeit im Herbst 2021 in meiner Wahrnehmung der tiefste Abgrund dieser Lebenskrise war. Oft war ich natürlich besorgt, wie es weitergeht und ob Luca seinen wertvollen und gewinnbringenden Lebensweg findet.

Übersteht er die Krise? Spielen Suizidgedanken eine Rolle? Wird er im Leben überhaupt nochmal glücklich?

Dies sind natürlich schreckliche Gedanken, die man ganz besonders seinem Sohn nicht wünscht, aber dennoch... Im Leben und in all meinen – und ich hatte ein paar wenige, aber sehr heftige – Lebenskrisen habe ich stets auf Gott vertraut. Das Gottvertrauen, das vor allem meine Eltern und Großeltern mir mit auf den Weg gegeben haben, hat mir auch bei den tiefsten Rückschlägen geholfen, fest an bessere Zeiten zu glauben. So ging es mir auch bei Luca – bei allen Sorgen habe ich stets auf Gott vertraut und fest daran geglaubt, dass es eine Prüfung Gottes ist und Luca gereift aus dieser Situation hervorgehen wird. Umso glücklicher und Gott dankbar bin ich heute – Anfang 2022 –, dass es mit Luca jetzt seit einigen Wochen stetig aufwärts geht, er die Lebensfreude wiedergefunden hat und ich wirklich nachhaltig glaube, dass er diese Lebenskrise nun hinter sich lassen kann. „Hinter sich lassen kann" – was heißt das eigentlich? – im Prinzip eine falsche Aussage... Es sollte eigentlich heißen, dass Luca ganz viele Themen erfolgreich bearbeitet und zugelassen hat, daran gereift ist und jetzt viel, viel klarer sieht als vorher – wie sagte Antoine de Saint-Exupéry so schön:

„Man sieht nur mit dem Herzen gut..."

– wie vielsagend. Auch wenn ich schon einige depressive Menschen kennengelernt und durch meine Tätigkeit im Gesundheitswesen teilweise sehr nahe begleitet habe, so war diese Erfahrung für mich völlig neu. Den eigenen Sohn in einer tief-depressiven sowie teilweise von Ängsten und Zwängen geprägten Lebensphase zu erleben, war ein immer wieder aufs Neue schockierender Zustand. Ich habe die Depression wirklich als eine Art „Feind" erlebt, den es einerseits zu bekämpfen, andererseits auch zu akzeptieren galt, um einen Weg des Umgangs damit zu finden. Letztlich haben die vielen Gespräche mit Luca auch mir geholfen, eine neue und akzeptierende Haltung zur Depression zu finden und diese genauso wie andere Wertvorstellungen als

Bestandteil des Lebens anzunehmen. Ich konnte meinen Frieden damit finden, und den hatte ich vor Lucas Lebenskrise in dieser Form sicher noch nicht gefunden. Es steht mir ganz sicher nicht zu – hier erinnere ich gerne nochmal an die Ausführungen meines verstorbenen Vaters „Ratschläge sind auch Schläge" –, anderen Menschen Ratschläge oder Empfehlungen zu geben, wie sie mit Depressionen oder geliebten Kindern und Angehörigen, die in eine depressive Lebensphase verfallen, umgehen sollten. Dennoch möchte ich zwei Denkanstöße geben, die für mich entscheidend waren: Zum einen zuhören und miteinander sprechen – in einem vertrauten, offenen Rahmen ohne Vorwürfe, Besserwissen und Wertung. Zum anderen das Gottvertrauen, und ich habe das große Glück, dass auch Luca dem von Anfang an sehr offen gegenüberstand und in meiner Wahrnehmung dieses Gottvertrauen auch bei ihm in der Lebenskrise gewachsen ist. Bei aller Sorge, oftmals Hilflosigkeit und Angst, die auch mich in Lucas Zeit der Lebenskrise ereilt haben, war es trotz allem eine Zeit, die uns viele gute und unglaublich wertvolle Gespräche gebracht hat und das Vater-Sohn-Verhältnis beschenkt sowie bereichert hat. Ich bin sehr dankbar und fühle mich vom Herrgott beschenkt, zwei wunderbare Söhne haben zu dürfen und von meinem ältesten Sohn als Wegbegleiter in dieser Krisenzeit auserwählt worden zu sein – für mich ein Privileg. Es ist leicht, in guten Zeiten miteinander zu lachen, aber es ist ein Segen, schwierige Zeiten gemeinsam durchstehen zu können und gemeinsam gestärkt aus diesen hervorgehen zu dürfen! Vielen Dank, Luca, dass Du mich auf Deinem Weg mitgenommen hast und mich hast teilhaben lassen an diesem steinigen Wegstück Deines Lebensweges – es war und ist mir eine Ehre.

Dein Papa

Erfahrungsbericht von Theo
Theo, geboren 1967

Auch mir zog man den Stecker. Später als bei Luca, nämlich erst im Alter von 50 Jahren. Aber nicht minder gravierend. Und schnell ging es. Innerhalb von zwei Wochen stand alles in Frage, was mein bisheriges Leben ausgemacht hat. Ich konnte es nicht fassen.

Am meisten hat mich verunsichert, dass ich auf fremde Hilfe angewiesen war. Und auf die Hilfe des für mich undurchsichtigsten Systems neben dem deutschen Steuerrecht, dem Gesundheitssystem und allen seinen Teilnehmern. Gelernt habe ich, wie naiv es ist, zu glauben, dass man zum Arzt gehen kann und dieser dann, wie ein Uhrwerk, eine Heilung koordiniert und sicherstellt. Nein, man selbst steht im Mittelpunkt eines Genesungsprozesses. Man kann Ärzte, Therapeuten und das Gesundheitssystem nutzen, aber man kann sich ihnen, beziehungsweise ihm, nicht einfach hingeben, sich sozusagen fallen lassen.

Diese Erkenntnis war für mich von großer Bedeutung. Sich der eigenen Schwäche bewusst zu werden und trotzdem die Energie aufzubringen, um immer wieder um Hilfe zu bitten und dranzubleiben.

Dies ist für mich der Merksatz Nummer eins, weitere werden folgen.

Gestern noch fit und aktiv an der Parkbank vorbeigejoggt nach einem anstrengenden Arbeitstag, saß ich plötzlich auf dieser Parkbank, gefühlt um Jahre gealtert und pflegebedürftig.

Neben mir lehnten meine Krücken, da ich mir zu allem Überfluss auch noch den Oberschenkel gebrochen hatte. Wie konnte das nur passieren?

Den Start markierte eine Corona-Infektion, bevor für meine Altersklasse eine Impfung verfügbar war. Zwei Wochen Stillstand und von hundert auf null. Ich hatte heftige Symptome und verbrachte meine Quarantäne im Bett. Dazu kamen Schlafstörungen, Alpträume, mangelnde Konzentrationsfähigkeit, Schwindel und Müdigkeit.

Und dann kam alles auf einmal.
Meine Mutter war plötzlich pflegebedürftig und dazu der oben erwähnte Fahrradunfall mit Oberschenkelhalsbruch.

Weiterer Stillstand, Wochen und Monate vergingen.

Und dieser Stillstand war sehr still. Ich habe eine Patchworkfamilie mit fünf Kindern und einen Job als Unternehmensgeschäftsführer. Mein Leben war geprägt von einem hohen Maß an Geschäftigkeit. Es war immer etwas los um mich herum und in meinem Kopf.

Aus diesem Stillstand erwuchs ein kompletter körperlicher und psychischer Absturz. Ängste, Depressionen gesellten sich dazu. Perspektivlosigkeit, Ratlosigkeit – nichts ging mehr.

Kein klarer Gedanke. Endet hier das Leben etwa? Eine Frage, die immer wieder auftauchte und weitere Verunsicherung und Angst hervorrief.

Aber das Leben lief weiter, während ich stillstand. Anforderungen liefen weiter. In einem solchen Moment wird einem klar, auf welch hohem Anforderungsniveau das bisherige Leben lief. Vielleicht war dies die wichtigste Erkenntnis. Zu diesem Zeitpunkt kam sie aber unerkannt zu mir.

Mein eigenes Leben machte mir plötzlich Angst. Wie habe ich das bisher nur alles geschafft? Und was ist das alles wert, wenn es nur Bestand hat, wenn ich weiter funktioniere?

Erfahrungsbericht von Mama
Mama, geboren 1972

Ich war ein Teenie, als ich zum ersten Mal mit Depressionen konfrontiert wurde.
Ich sehe heute noch meinen Vater (Opa Gregor) vor mir und spüre das Gefühl von Unverständnis und Hilflosigkeit ihm gegenüber.

Ich konnte seine Krankheit nicht greifen.

Zum Glück verschwand „das Problem" zur Verwunderung aller wie von Geisterhand (so habe ich es zumindest aus meiner kindlichen Sicht empfunden) und ich tat es für mich als eine einmalige Begebenheit ab. Leider erlitt er, wie Du, lieber Luca, selbst mitbekommen hast, viele Jahre später einen Rückfall, und im Erwachsenenalter wurde mir dann das Ausmaß von Depressionen viel deutlicher bewusst. Dennoch hatte ich nach wie vor Probleme damit, diese Krankheit zu verstehen, zumal es zwei Gesichter gab: Die Kurzphasen, wenn Außenstehende da waren und er sich nichts anmerken ließ, und der Alltag, wenn er an nichts teilnahm bzw. nicht teilnehmen konnte.
Es war für die ganze Familie eine sehr belastende Zeit, zumal das Thema Depressionen zu dieser Zeit noch mehr tabuisiert wurde als heute. Es ist weder ein Knochenbruch noch eine Grippe, welche durch Schonung, Abwarten oder Antibiotika schnell therapiert werden können. Wie Du weißt, hat es zwar lange gedauert, aber mein Vater fand irgendwann wieder einen Weg hinaus. Nichtsdestotrotz war ich ein bisschen erleichtert, dass ich

dieses Kapitel 2019 mit in sein Grab legen konnte, jedoch in dem Wissen, dass wir alle die familiäre Disposition in uns tragen.

Aber man soll den Teufel schließlich nicht an die Wand malen!

Umso unfassbarer war es für mich, als Du auf einmal so eine psychische Krise durchlebtest. Nach außen hin kannten Dich alle als den hübschen, intelligenten, erfolgreichen Jungen, der immer kerngesund und gut gelaunt war.

Ich sag's ja immer:
Der Traum aller Schwiegermütter, und auch ich war – und bin! – unheimlich stolz auf Dich!

Umso weher tat es mir, zu erkennen, dass Du Dir immer mehr Druck machtest und in Zweifel und Traurigkeit verfielst.
Jede Mutter würde das Päckchen für ihr Kind lieber auf sich nehmen, als es leiden zu sehen….

Nach wie vor war das Thema ungreifbar für mich. Für einen gesunden Menschen ist es unfassbar schwierig, sich in diese Welt bzw. diese Gedankengänge hineinzuversetzen. Aber natürlich war das Ziel, Dir irgendwie darauszuhelfen.
So habe ich mir zum Verständnis Deiner Situation ein Bild von einem Menschen auf einem zugefrorenen See gemacht.

Nach außen hin sieht alles harmlos und unversehrt aus.

Durch kleine Einschläge knackt das Eis hier und dort, und je weiter es geht und je mehr passiert, umso dünner wird es, bis es schließlich bricht.
Du, mein lieber Luca, bist leider eingebrochen, aber hast von Anfang an wild gestrampelt und gekämpft wie ein Löwe! Aber leider kamst Du nicht von der Stelle, immer mehr Eis bröckelte

am Rand ab, je mehr Du Dich zwingen wolltest, hinauszukommen. Aber auch wenn Dein Kopf unter Wasser geriet und Du Deine Außenwelt nicht hören konntest, bist Du zum Glück immer wieder aufgetaucht. Im Eisloch genauso wie im richtigen Leben, brauchtest Du Hilfe von außen, um dort hinauszukommen. Dazu zählten die richtigen Personen, „Hilfsmittel", unser kleines Tier (Joshi) und unterstützende Personen am Rande, die Dir zuhörten oder einfach nur da waren.

Dazu natürlich als wichtigstes Element Deine eigene Willenskraft und die Technik, wie Du diese am besten einsetzt. Somit ist dieses Buch entstanden, Dein sehr mutiger Schritt, zu Deinen Gefühlen und Erlebnissen zu stehen und anderen damit vielleicht Mut machen zu können.

Und ich sehe jetzt, wie Du Stück für Stück Deine Schritte wieder aufs Eis machst. Das Eis ist zwar noch sehr dünn, und hier und da knackt es auch noch ein wenig, aber ich bin mir ganz sicher, dass Du auf dem richtigen Weg zum sicheren Ufer bist!

Du bist ein toller Junge und wirst Deinen Weg gehen, ich werde ihn stolz verfolgen und immer an Deiner Seite stehen.

Deine Mama

Visio

onen,

Perspektiven,
mein Leben.

Man fällt hin,
steht auf,
geht weiter
und hebt den
Kopf nach
oben zu
den Sternen
und lässt
die Träume
wahr
werden.

So, meine Geschichte neigt sich nun langsam dem Ende zu. Nun bleibt die Frage offen, WARUM ich dieses Buch geschrieben habe und was meine Vision ist.

Ich möchte mit diesem Buch in erster Linie aufklären. Ich möchte zeigen, dass auch eine gebrochene Seele Aufmerksamkeit braucht und es nichts mit „Anstellen" zu tun hat. Wie schon erwähnt, strebe ich zurzeit an, Psychologie zu studieren, da ich meine eigenen Erfahrungen gerne mit fundiertem Fachwissen stützen möchte.

Ich träume davon, eines Tages in der Prävention oder Rehabilitation für mentale Gesundheit tätig zu sein. Ich möchte mit jungen Menschen arbeiten und mir würde es viel bedeuten, eines Tages vor Studienanfängern zu stehen und ihnen von meiner Geschichte zu erzählen.

Davon zu erzählen, dass uns alle eine Sache und eine Diagnose vereint: die Diagnose MENSCH!

Wir sind alle Menschen und jeder trägt sein Päckchen. Da die psychische Gesundheit in der heutigen Gesellschaft einen immer größeren Stellenwert einnimmt und dies bereits der häufigste Grund für Frühberentung ist, möchte ich da ansetzen, wo es noch nicht „zu spät" ist. Bitte nicht falsch verstehen, ZU SPÄT ist es nie, aber ich hoffe, dass es vielleicht Menschen gibt, die nach dem Lesen des Buches umdenken und sich ihrer Stärke bewusstwerden.

Dann kann man es auch verhindern, in ein solch tiefes Loch zu fallen. Eine genetische Veranlagung spielt zwar eine Rolle, aber ich möchte meine Herangehensweise anhand eines Beispiels verdeutlichen:

Wenn ein Mensch aufgrund der genetischen Veranlagung sensible Haut hat, so wird er beim Arbeiten Handschuhe tragen. Er kann allerdings nichts daran ändern, dass er auf seine Haut Rücksicht nehmen muss. Er kann die Handschuhe allerdings anziehen, bevor er seine Hände blutig gemacht hat.

Nun der Vergleich zur Depression:
Bei einer Traumafolgestörung oder einer genetischen Veranlagung braucht es oft einen Trigger, um die Erkrankung auszulösen, so wie bei mir die Trennung von Paula. Trotzdem hätte ich schon vorher viel machen können und Rücksicht auf MICH nehmen können.
Das habe ich jedoch nicht getan.

Wird hier jedoch angesetzt und im Kindesalter oder im jungen Erwachsenenalter für mentale Gesundheit sensibilisiert, kann bestimmt manch einer einen Ausbruch verhindern oder die Gesellschaft könnte sich langfristig wandeln.

Der Fokus unseres Lebens könnte sich wandeln.

Das ist meine Vision: Eine Welt, in der man bewusster lebt. Ich weiß, dass dies in naher Zukunft nicht unbedingt realistisch sein wird, aber ich glaube an das Gute in der Welt!

Eines Tages kann sich etwas ändern.

Ich bin außerdem der Überzeugung, dass über reines Vermitteln und Informieren auch die Aufklärung bezüglich „psychischer Erkrankungen" (Ich mag diesen Ausdruck nicht!!!) vorangetrieben werden kann. Wenn so manch einer mal darüber nachdenken würde, vor seiner eigenen Haustüre zu kehren, wären Rassismus, Ausgrenzung und Stigmatisierung wohl kleinere Themen unserer Gesellschaft. Würde dieses Bewusstsein flächendeckend gesteigert, würde auch wieder ein WIR-Gefühl in der Gesellschaft entstehen.

Davon bin ich überzeugt.

Und ich möchte dafür werben und mich dafür einsetzen, dass wir dieser Vision einen kleinen Schritt näherkommen und „step by step" die Herausforderungen der modernen Welt meistern. Durch Bewusstwerden und Achtsamkeit kann man auch zu Themen wie Umweltschutz und sozialer Ungerechtigkeit einen anderen Bezug herstellen und vielleicht durch ein minimales Engagement viel erreichen. Ein kleines Beispiel hierfür wäre, einmal rauszugehen und einfach mal mit Menschen zu reden. Egal, wie sie aussehen oder wie sie gekleidet sind. So wie man in den Wald hineinruft, so schallt es auch wieder hinaus, und ich war überrascht, wie oft nette und freundliche Gespräche entstanden sind und dies, obwohl zwischenmenschliche Beziehungen für mich nach wie vor der absolute Endgegner sind und ich mich sehr schwer damit tue, wirklich authentisch zu sein.

Auch möchte ich daran appellieren, hin und wieder mal Diagnosen „dastehen" zu lassen.

Ich habe leider oft erlebt, dass Menschen sich hinter ihrer psychischen Erkrankung versteckt haben. Da kamen dann Aussagen wie: „Das kann ich nicht, weil ich depressiv bin", oder in manchen Runden wurde sich IMMER NUR über das Leid ausgetauscht. Diesen Raum braucht man während einer depressiven Episode, aber manchmal muss man auch das mal loslassen, um der Genesung einen Raum zu geben und sich aus dem Negativ-Kreislauf zu befreien. Denn jeder Mensch ist EINZIGartig, und somit kann Dein Leben so verlaufen, wie Du es gerne hättest, obwohl da manchmal auch ganz schön schwere Steine im Weg rumliegen. Dasselbe gilt für andere psychische Störungen. Nur, weil ein Arzt oder Therapeut meint, man könne nicht gesund werden, ist dies noch lange nicht in Stein gemeißelt.

Ein anderes gängiges Klischee lautet beispielsweise:

„Borderliner sind beziehungsunfähig."

Wie oft musste ich das lesen und hätte kotzen können! Erstens gibt es keine „Borderliner" sondern höchstens Menschen mit einer Persönlichkeitsakzentuierung des Borderline-Typus, und zweitens sind es INDIVIDUELLE Menschen, die IHREN Lebensweg gehen.

So, wie jeder seinen Weg geht.

Das ist aber nur eine von vielen typischen Phrasen, die im Zusammenhang mit psychischen Erkrankungen häufig genannt werden. Jeder Mensch braucht in seinem Leben doch mal Hilfe, egal ob physischer oder psychischer Natur. Warum akzeptieren wir das nicht einfach?

Hinter dem, was ich hier formuliert habe, stehe ich.

Das ist meine Vision.

Ich war selbst in der Hölle, und nun möchte ich zeigen, dass es auch anders geht und dass die Depression – obwohl sie eine unfassbare, schwere Krankheit ist – eine Chance sein kann. Dafür braucht es allerdings Geduld, Zeit und viel innere Arbeit.

Und eine der oben aufgeführten Aspekte ist dabei ganz wichtig: GEDULD!

Das lerne ich auch noch jeden Tag, obwohl es mir definitiv besser geht. Hin und wieder überrollt mich die Dunkelheit und ich bin wieder ganz unten. Ich kann zwar besser damit umgehen, aber die Depression ist präsent. Ich kann nicht sagen, ob sie jemals „weg" sein wird. Die Abstände werden zwar immer größer, aber die Angst, nie ein „normales" Leben führen zu können und keinen Beruf ausüben zu können, begleitet mich täglich. Trotzdem versuche ich, bestimmte Rituale aufrechtzuerhalten. Ich schreibe jeden Tag ein meinem Tagebuch und versuche, meinen „Störfunk" im Kopf zu verarbeiten. Im Anschluss schreibe ich ein Dankbarkeitstagebuch, in welchem ich nur positive Erinnerungen festhalte. Das fällt mir oft besonders schwer, aber meistens fällt mir doch eine Kleinigkeit ein, die dort festgehalten werden sollte.

Und so muss auch ich nach wie vor geduldig mit mir umgehen und weiterhin lernen, mir selbst „der beste Freund" zu sein.

Daran kann man auch ganz gut sehen, dass die Erfahrungen einer depressiven Episode in sehr großem Anteil auch bei „gesunden Menschen" etwas bewirken können. Ich bin überzeugt davon, dass 90 Prozent meiner Therapieerfahrungen für jeden Menschen wichtig sein können – und mit sich selbst gut umzugehen, sollte beispielsweise eine Selbstverständlichkeit sein.

Denn eins gilt im gesamten Leben (und das habe ich aus Thermodynamik im Maschinenbau-Studium mitgenommen):

Druck erzeugt Gegendruck.

Dies gilt in der Kommunikation und ist ein Leitsatz, den sich so manche Führungskraft verinnerlichen sollte. Das gilt auch für die Genesung von einer Erkrankung.

Setzt man sich und seinen Körper unter Druck, wird es wieder schlimmer.

Nur Akzeptanz und der Glaube an sich selbst können dafür sorgen, dass es wieder bergauf geht. Klar sind auch Medikamente eine hilfreiche Stütze, aber es gibt viele verschiedene Einflussfaktoren, die im Zusammenspiel viel bewirken können.

So appelliere ich auch an das Individuelle eines jeden Menschen. Ich rede hier nicht von Religionen und Gott, auch wenn hier mal die Sichtweise, dass letztlich jede Religion den GLAUBEN in den Mittelpunkt stellt, mit Sicherheit dafür sorgen könnte, dass so manche Brücke gebaut werden könnte.

Aber das ist ein anderes Thema.

Trotzdem gibt es bis heute noch „Wunderheilungen", die nach der Schulmedizin nie möglich gewesen wären. Oft waren diese Menschen gläubig und haben an sich, das Leben oder an etwas Anderes geglaubt, und auch in der Krebstherapie spielt der Glaube scheinbar eine wichtige Rolle.
Aus meinen Erfahrungen kann ich bestätigen, dass der Glaube Berge versetzen kann, da ich keinen Sinn mehr sah und nur der Glaube daran, dass ich auf einer „Mission des Lebens" sei, mir half, doch wieder aufzustehen.

Abschließend möchte ich mich bei Dir, lieber Leser, bedanken, dass Du Dir die Zeit genommen hast, mein Buch zu lesen. Vielleicht hast Du ja etwas aus meiner Geschichte mitnehmen können. Ich habe noch eine kleine Bitte:

Ich freue mich über jegliche, auch negative, KONSTRUKTIVE Kritik.

Leid ist individuell.
Ich möchte hier kein Fass aufmachen, ob ich überhaupt eine „echte" Depression hatte oder dass es anderen noch viel schlechter ginge.

Mir ging es wirklich richtig, richtig dreckig.

Und ich bin immer noch ein 21-jähriger Junge, der keinerlei literarische Ausbildung genossen hat. Ein Psychologe bin ich bei weitem nicht.
Das Einzige, das ich habe, ist Erfahrung.

Diese ist oft wertvoller und authentischer als ein Studium oder reines Wissen, trotzdem schildere ich hier einzig und allein MEINE GESCHICHTE.

Falls Du mit mir in Kontakt treten möchtest und vielleicht noch ergänzende Erfahrungen zu meiner Geschichte hast, schreib mir doch gerne auf Instagram:

@autor.lucabischoni

Ich möchte hier ab und an weitere Einblicke aus meinem Leben und auch meinen weiteren Weg teilen. Es wird mit Sicherheit spannend, und ich hoffe, dass ich dort außerdem eine Plattform für konstruktiven Austausch bezüglich mentaler Gesundheit aufbauen kann.

Im Rahmen dieser Arbeit möchte ich auch auf den Wandel meiner Persönlichkeit in Bezug auf den Schreibprozess eingehen, denn ich habe viel Aspekte und Entscheidungen meines „alten Lebens" definitiv aus einer extrinsischen Motivation getroffen. Ein Beispiel wäre hier mein Studium sowie die Wahl meiner Universität, die in dieser Branche einen weltweit bekannten Ruf hat.

Heute habe ich zum Glück gelernt, dass nur die intrinsische Motivation mich glücklich machen kann. Es ist klar, dass man nicht nur aufgrund seiner inneren Befindlichkeiten agieren kann, denn man ist immer noch Teil eines sozialen Systems, aber ich habe für meinen Teil herausgefunden, dass die Weichen des Lebens sehr wohl von innen herausgestellt werden sollten.

Und ja hier gehe ich sogar einen Schritt weiter:
Von innen herausgestellt werden müssen.
So hat mir der Schreibprozess sowie die darüber hinausgehende Arbeit auch gezeigt, dass ich sehr gerne frei arbeite. Ich genieße

das unabhängige Leben, und die Zügel selbst in der Hand zu halten, liegt mir sehr gut.

Das wäre früher für mich undenkbar gewesen, da dies ja Risiken bürgen könnte und ich damit nicht sicher planen kann.
Das stimmt auch, aber dafür bin ich glücklich mit dem, was ich tue, und oft merke ich nicht einmal, dass ich arbeite, sondern ich mache meine Aufgaben einfach gerne.

So. Das war und ist meine Geschichte. Jetzt hast Du, lieber Leser, eine Betriebsanleitung für Luca Bischoni in Deinen Händen und einen Seelenstriptease von mir gelesen.

Ja, es hat mich Überwindung gekostet und ich fühle mich ein wenig so, als würde ich nackt vorm Brandenburger Tor stehen und von tausenden Menschen beobachtet werden. Das ist nicht nur leicht, aber ich denke, um meine Mission fortzuführen, ist dies ein unvermeidlicher Schritt.

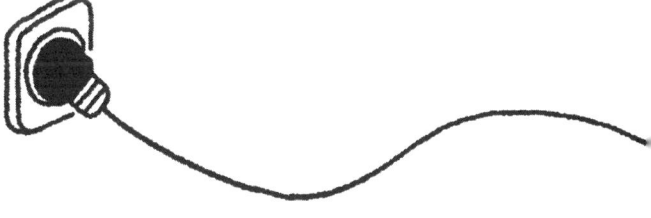

Danksagung

Es ist an der Zeit, DANKE zu sagen!

Ich habe dieses Buch einzig und allein für MICH geschrieben. Die Phase des Schreibens hat mich von November 2021 bis Februar 2022 begleitet, und durch das Schreiben habe ich vieles verarbeiten können. Es war ein wichtiger Bestandteil der Therapie, und nach wie vor schreibe ich belastende Gedanken auf, um sie aus meinem Kopf zu kriegen.

Bedanken möchte ich mich bei Sarah Maria Becker (Autorin: „Mein Leben durchs Schlüsselloch"), denn nur durch ihre Geschichte habe ich den Anstoß bekommen, auch meine Erfahrungen zu Papier zu bringen.
Auch habe ich es ihrem Mut zu verdanken, dass ich den Weg der Veröffentlichung gehen werde, da sie mir gezeigt hat, dass es keine SCHWÄCHE, sondern MUT ist, sich selbst gegenüber ehrlich und authentisch zu sein.

Zudem ist es mir sehr wichtig, mich bei meiner ehemaligen Deutsch-Leistungskurs-Lehrerin für ihre tatkräftige Hilfe zu bedanken. Ergänzend möchte ich allen Ärzten und Therapeuten danke sagen, da ich ohne die richtigen professionellen Leute an meiner Seite niemals den Weg aus der Dunkelheit gefunden hätte.

Weiterführend bedanke ich mich bei meinen Eltern (inklusive neuer Partner), die mich durch jeden noch so schweren Sturm begleitet haben und stets an meiner Seite standen. Auch bei meinem Bruder, der wohl den ein oder anderen Nerv an mich verloren hat, möchte ich mich für seinen Beistand bedanken.
Meine Freunde waren auch immer für mich da und haben mir

auf dem Weg der Veröffentlichung immer weitergeholfen.

Ein besonderer Dank gilt meiner Ex-Freundin Paula und ihrer Mutter Miriam. Paula hat mir beim Finalisieren des Buches geholfen und war auch die erste, die die fertiggeschriebene Version in den Händen halten durfte. Wir pflegen heute ein distanziertes, aber trotzdem gutes Verhältnis.
Mit ihrer Mutter Miriam treffe ich mich nach wie vor regelmäßig – wir sind einfach auf einer Wellenlänge. Wir haben uns in schweren Zeiten oft getroffen und haben ganz unabhängig von Paula ein sehr gutes Verhältnis zueinander.

Ein großer Dank gilt auch meiner Verlegerin Daniela Hillers. Wir beide hätten uns wohl nicht erträumen lassen können, welches Projekt wir in Gang gesetzt haben und wie weit wir gekommen sind. Es war zwar nicht immer einfach mit mir, denn als Stier kann man auch ganz schön stur sein, aber Du hast es geschafft, mit mir zusammen den Weg zu einem einzigartigen Buch zu gehen!

Zuletzt möchte ich mich bei Theo bedanken. Wir treffen uns mindestens einmal pro Woche zum Kaffeetrinken und teilen unsere Erfahrungen im Leben. Wir haben es mal unsere persönliche Selbsterfahrungsgruppe getauft, und auch wenn wir beide wieder „halbwegs gesund" sind, hoffe ich, dass wir dies weiter fortsetzen und viel Spaß haben werden.

In diesem Sinne:

Alles Gute und viel Erfolg auf Deinem Weg!